U0318741

一流の人をつくる　整える習慣

超级调整术

好状态是调整出来的

小林弘幸——著

田　　静——译

北京联合出版公司
Beijing United Publishing Co.,Ltd.

图书在版编目（CIP）数据

超级调整术：好状态是调整出来的／（日）小林弘
幸著；田静译. — 北京：北京联合出版公司，2016.10
ISBN 978-7-5502-8619-1

Ⅰ.①超… Ⅱ.①小… ②田… Ⅲ.①身心健康—通
俗读物 Ⅳ.①R395.6-49

中国版本图书馆CIP数据核字(2016)第218952号

ICHIRYU NO HITO WO TSUKURU TOTONOERU SHUKAN© 2015 Hiroyuki
Kobayashi
Original Japanese edition published by KADOKAWA CORPORATION
Simplified Chinese Character rights arranged with KADOKAWA CORPORATION
through Beijing GW Culture Communications Co., Ltd.

著作权合同登记号：图字01-2016-6859

超级调整术：好状态是调整出来的

作　者：（日）小林弘幸
译　者：田　静
出版统筹：精典博维
选题策划：曹伟涛
责任编辑：牛炜征
装帧设计：博雅工坊·肖杰/马延利

北京联合出版公司出版
（北京市西城区德外大街83号楼9层 100088）
北京雁林吉兆印刷有限公司印刷·新华书店经销
字数90千字 880毫米×1230毫米 1/32 6印张
2016年10月第1版 2016年10月第1次印刷
ISBN 978-7-5502-8619-1
定价：29.80元

前言

90% 的职场人连一半的能力都发挥不出来

你觉得自己的能力发挥了多少呢？

假设 100% 代表的是工作顺利、身心轻松的理想状态，恐怕多数人也就只能发挥 70%，甚至某些人连 50% 都达不到吧。这一现状实在令人惋惜。

到底为什么那么多人无法把自己辛辛苦苦获得的实力淋漓尽致地发挥出来呢？

答案很简单。**因为他们不懂得发挥个人能力的方**

法——整理。

世上很多人都能明确地意识到自己需要提高能力，例如该学习知识了、想增进技能了等等，然而却很少有人认识到自己有必要在能力发挥上下工夫。大家都忽略了如何将自己已有的能力百分之百地施展出来。

举例来说，假设现在你有 100 分的能力，即使经过一番努力之后好不容易提高到了 120 分，但若平时只能发挥 70 分的话，再努力提高也毫无意义。

与其如此，倒不如把这些时间、金钱和努力花在如何把原有的 100 分能力稳妥地发挥出 90 分更有价值。

所以，要想提高工作效率，就不应单纯地着眼于如何提高能力，把现有的能力尽可能充分地发挥出来才是捷径。

掌握不了发力方法，蓄积多少都是白费

我是一名医生，担任过许多一流体育选手的健康顾问。他们身上有一个共同之处——都十分在意自己是否真的发挥出了全部能力。

无论是日本职业足球运动员、棒球选手、高尔夫选手，还是赛车、橄榄球等奥运会项目的参赛选手，很多世界级运动员都曾向我进行过健康咨询。他们已经是业内出类拔萃的人物了，为什么还愿意参考我的意见、接受我的指导呢？理由也很简单。

因为他们都深切地体会到，和提高个人能力同等重要的是如何将已有的能力发挥到极致，也就是所谓的发力技巧。而这一点，通常是他们的痛处。

在体育界，运动员们对自我身心技能的培养主要有以下三种形式：

1. 训练；

2. 调整；

3. 复健。

第一项的训练是最常见的，通过反复的练习达到强健体魄、提高技能的目的。第三项的复健也很容易理解，通过对受伤部位的疗养、呵护，使运动员能够恢复到原来的健康状态。复健也可以看作一种从负到零的训练。无论是训练还是复健，对于运动员来说都必不可少。

除此之外，**如果不能认真对待第二项的调整环节，运动员是很难充分发挥自己经过辛苦训练而获得的能力水平的。**所以，越是优秀的运动员就越需要对自己的身心状况进行调节——事先做好应有的准备、调整好心态、学习如何集中注意力……

其实，这些运动员十分重视的调整意识，在职场和生活中同样是不可或缺的。

对于一般人来说，身体健康出现问题的时候主动去医院进行治疗和康复保健，是再正常不过的。在开篇也已经提到，很多人为了增强实力、提高技能，不惜花费时间、金钱去进行培训。

然而遗憾的是，职场和生活中很少有人能够认识到以促进实力发挥为目的的身心调节的重要性。很多人都是费尽千辛万苦好不容易将能力提高了，但实际上只能将其中的50%、60%发挥出来。实在是空有一身技能，令人扼腕叹息。

反思一下，你是不是这些人当中的一个呢？

稍微改变一下意识和行为，就可能发生质的改变

迄今为止，我已经出版了40多本书刊，其中多数是围绕"自律神经"的话题进行论述的。

什么是自律神经？概况来讲，就是自动调整身心

状态的神经系统。**所以，讨论"如何调整自律神经"就相当于在讨论"如何调整身心状态"。**

我们平时听到"自律神经"，可能多是与"身体健康"联系到一起的，二者也确实有着密不可分的联系。不过，本书要论述的是**如何通过调节自律神经系统保持良好的身心状态，从而使个人能力得以充分发挥**。

在积累了这么多年的生活经验之后，如今我已深切地体会到，要想用有限的人生创造无限的可能，身心调节何其重要。现谨将本人在工作中的一些心得体会进行汇总，希望广大朋友通过阅读本书，能够树立起调节身心状态的意识，能够掌握充分发挥个人实力的方法。

本书采用的是方法论。通过介绍一系列简单且易操作的实用型方法，将身心上的负担和压力层层分解、消除，并提出了一些符合人体生理机制的行为、意识上的指导建议。例如：

如何整理公文包；

如何选择衣服和鞋子；

如何合理利用时间；

如何培养良好的睡前习惯；

如何应对紧急突发事件；

如何回应朋友的邀请；

......

所有这些皆是随时都能践行的简单方法。重要的是要在脑海中形成这种调整意识并能持之以恒，这样才可能对身心状态的调节起到明显的作用。

想象一下，如果你现在能将自己的能力100%（或者接近100%）地发挥出来，你的工作状态是不是会发生巨大的变化？与周围人的差距是不是就拉开了？所以，我们真正需要的并不一定是不断提高个人能力，学会如何将现有的能力充分发挥出来同样重要。

希望这本书能够唤起每位读者深藏在心底的那份力量，激发个人能力得以充分发挥。希望大家的人生能够因此变得更加绚丽多彩！

小林弘幸

2015 年 6 月

什么是自律神经

　　本书使用了很多诸如"自律神经""交感神经""副交感神经"等专业术语，在进入正文之前，首先给大家解释一下这些词汇。

　　人体分为可受意识控制部分和不受意识控制部分。

　　例如：手、足、口等部位可以受主观意识控制，而内脏、血管等体内部位却不受主观意识控制。自律神经就是专门掌控这些不受主观意识控制部位的运作的。顾名思义，它自动地调节各项器官的运作，维持着人体内部的生理平衡。

　　自律神经又分为"交感神经"和"副交感神经"两大类。

　　交感神经主要负责使身体活跃起来，类似于汽车的加速器。

副交感神经则恰恰相反，它是负责使身体平静下来的神经系统，类似于汽车的制动器。因此，人体处于睡眠状态、进食后吸收状态或者不得不保持平静状态的时候，副交感神经活动处于主导地位。

　　本书中多次提到的"调整自律神经"，简单来说就是使交感神经和副交感神经处于共同兴奋的平衡状态。例如在进行某项活动时，人体需要交感神经兴奋来维持精神状态，同时需要副交感神经兴奋以进行冷静、理智的思考并保持高度集中的注意力。

　　另外，在一天当中，交感神经和副交感神经也有各自发挥主导作用的时间段。早晨起床后，交感神经开始发挥主要作用；而在晚上睡觉前后，副交感神经则渐渐活跃起来，为休息和睡眠做好准备。

　　因此，我们常说的调整身心状态，可以认为就是调整自己体内的自律神经活动状态。

　　好了，闲言少叙，让我们赶快进入正文吧！

目录

前言：90% 的职场人连一半的能力都发挥不出来　1

掌握不了发力方法，蓄积多少都是白费 /2

稍微改变一下意识和行为，就可能发生质的改变 /4

什么是自律神经　7

第一章
o n e
收拾随身物品，保持内心平静
——随身物品的整理方法　1

No.01 从翻包的瞬间开始，你就不淡定了！/ 2

No.02 挑选公文包也含糊不得 / 4

No.03 一眼找到想要的信息 / 6

No.04 特定的物品放到特定的位置 / 8

No.05 预先限定好找东西的时间 / 10

No.06 拒绝紧身衣和挤脚鞋 / 12

No.07 衬衫一律选择白色 / 14

No.08 阴雨天气须系亮色系领带 / 16

No.09 学会扔衣服，提高注意力 / 18

No.10 手头的现金一定要充足 / 20

No.11 钱包每日一整理 / 22

No.12 将下班前的整理仪式化 / 24

No.13 不浪费上午的"决定性时间"/ 28

No.14 不过分依赖午餐后的两个小时 /30

No.15 充分利用下班之前的时间 / 32

No.16 将"有质量要求的工作"和"有时间要求的工作"

区别对待 / 34

No.17 阴雨天气须将持续工作时间缩短 / 36

No.18 在进食过程中训练提高注意力 / 38

No.19 周五晚上就做好下一周的准备 / 40

No.20 将自己的截止日期提前一个月 / 42

No.21 遇到紧急突发情况时取消原计划 / 44

No.22 大问题当小事处理，小问题当大事对待 / 46

No.23 充分利用通勤时间 / 48

No.24 制订一个"悠闲"的计划来充实假期 / 50

No.25 不将工作和休息彻底分开 / 52

第三章
three

与人交往不将就
——人际关系的整理方法　55

No.26　拒绝毫无目的地参加饭局 / 56

No.27　参加？不参加？第二天再作答复 / 58

No.28　不对别人妄加评论 / 60

No.29　社交软件也可能扰乱自律神经 / 62

No.30　拒绝将就隐忍的人际关系 / 64

No.31　如果得不到认可，干脆放弃 / 66

No.32　约了人见面就多为对方想想 / 68

No.33　人缘儿好的秘诀是释放正能量 / 70

No.34　恋爱有可能影响身心状态 / 72

No.35　夫妻间最重要的是能否成为真正的家人 / 74

No.36 "心、技、体"中首先需要整理的是身体 / 78

No.37 一杯水让你精力充沛 / 80

No.38 身体不适时请检查尿液的颜色 / 82

No.39 精力不足时应先活动一下身体 / 84

No.40 久坐易早死 / 86

No.41 谨慎对待温度变化 / 88

No.42 通勤途中，尽量不出汗 / 90

No.43 通勤途中，尽量保持从容淡定 / 92

No.44 晚上温水泡澡，15分钟即可 / 94

No.45 早上冲澡仅能起到提神作用 / 96

No.46 吃大餐前，先准备好肚子 / 98

No.47 每周一个睡眠日 / 100

第五章
f i v e
今夜的反思造就明日的成功
——行为的整理方法
103

No.48 关键不在早晨，而在前一天晚上 / 104

No.49 回顾一天，在头脑中将失败修复为成功 / 106

No.50 预想次日的工作，为美好的一天助力 / 108

No.51 调节自律神经的最佳方式——感恩 / 110

No.52 所有的失误都及时做好记录 / 112

No.53 "这次一定要有所改善"的决心很重要 / 114

No.54 将需要改进的地方全部列出，并进行评分 / 116

No.55 行为自动化的秘诀——选择唯一化 / 118

No.56 回家后立即进入选择唯一化模式 / 120

No.57 回家后不要马上进入放松模式 / 122

No.58 关注自己的行为有助于调节身心状况 / 124

No.59 越忙碌越要"从容、谨慎" / 126

No.60 工作没有轻重之分 / 128

No.61 做事之前先明确目的 / 130

No.62 探寻适合自己的调整方法 / 132

第六章 s i x 正确对待压力
——心理的整理方法　　**135**

No.63　想发脾气的时候，请先保持沉默 / 136

No.64　焦躁不安的时候要彻底变成"三不猿" / 138

No.65　惹怒别人之后，先去走走楼梯 / 140

No.66　棘手的电话可以暂不接听，稍后再回拨过去 / 142

No.67　要想缓和紧张感，可以观察墙上的挂钟 / 144

No.68　仿真演练的细致程度决定现实的成败 / 146

No.69　心中放一个"盛装忧虑的专用箱" / 148

No.70　遇事先从自身找原因，有助于缓解压力 / 150

No.71　一旦做了决定就不再为之烦恼 / 152

No.72　能力出众的人践行"不要相信任何人" / 154

No.73　多面的压力更有利于身心发展 / 156

No.74　逐步减少让自己后悔的言行举止 / 158

第七章
s e v e n

明确自己的类型
——适合自己的整理方法　　161

No.75 人可以分为四种类型 / 162

No.76 压力最小化的标准因人而异 / 164

No.77 只要不构成压力就可以尽情地"八面玲珑" / 166

No.78 在最擅长的领域大展宏图 / 168

No.79 真正擅长的领域里没有妒忌与偏见 / 170

No.80 即使失败100次，也要期待第101次能够成功 / 172

第一章
one

收拾随身物品，
保持内心平静

——随身物品的整理方法

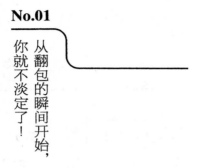

No.01

从翻包的瞬间开始，你就不淡定了！

设想你要取出什么东西，在公文包中来回翻找。

例如：手机在响，着急接听却不能马上找到取出；明明记得装进去的资料半天都找不到，干着急中怀疑自己是不是忘带了；放在公文包里的 U 盘怎么都翻不出来，心急如焚……

事实上，如此细微常见的情形已经足够使我们的自律神经发生紊乱，进而导致对工作的注意力大幅度降低。

在这些看似微不足道的瞬间，人体内的交感神经会变得紧张失衡，血管收缩，血压上升，注意力也随之下降，结果自然会导致工作效率明显降低。

想必大家都见过站在候车台上拼命翻包找东西的人吧。无论是忘带了什么还是丢了什么，即使最后幸运地找到了自己想要的东西，他的身心肯定会经历一个思绪焦虑、自律神经紊乱的过程，相应地，当天的工作状态多少都会受到影响。

从医学角度来讲，人体都遵循这样的生理机制。

因此，调整身心状态很重要。而这第一步，还要从整理公文包做起。

首先将必需品和非必需品区分开。必需品可以通过钱包、化妆包等小包分门别类后再装，非必需品则直接取出不装。例如，对于手机、iPad、充电器、数据线、重要资料、记事本、文具、药物、钱包等随身携带的必需品，就要井井有条地分装好以确保需要时能随时取出。

是的，就是从如此简单的事情开始！这是调整身心状态的基本中的基本。

既然没什么难做的，现在就开始行动吧！

No.02

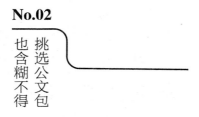

挑选公文包也含糊不得

　　说到整理公文包中的物品，公文包本身用得舒不舒服也是一个重要的问题。

　　公文包有各不相同的外形、大小、深度、口袋数量和位置等等。所以，调整身心状态还要从挑选一款最称心如意的公文包开始。

　　当然，做出选择有一个重要前提：**你是不是对自己的需求了如指掌？**

　　选择什么样的公文包是很关键的。如果你不明确自己的实质需求，仅仅基于"便宜""样式好""用习惯了"等诸如此类的标准来进行取舍，它就无法真正发挥调整身心状态的作用。

　　最理想的公文包应该能在任何场合都有助于你游刃有余地展开工作，不会造成丝毫压力和负担。你可以基于这点来重新慎重选择适合自己的公文包。

没必要追求高端品牌，只要明确了自己的需求，并基于这些需求进行选择，就足够了。

同样，你还可以用这种方法来挑选笔袋、眼镜盒、手机壳、钱包等等。"公文包是黑色的，如果钱包也是黑色的就不好找了，所以选黄色的吧！"类似这样，把随身物品可能带来的潜在压力都最小化，你所有的随身物品就会渐渐变得像量身定做的一样舒心顺手，日常生活也一定会更加轻松自在。

当随身物品用起来得心应手，你便能对任何场面都从容应对，自律神经系统也会保持平衡状态。相应地，对工作的注意力和积极性也必然会有所提高。

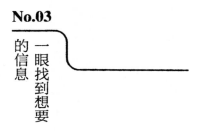

No.03

一眼找到想要的信息

想要联系某个人，却怎么都找不到他的名片了，连联系方式也不知道；想要打开电脑中的某个文件，却记不清文件夹保存到哪里了，翻找半天也没结果……

相信肯定有很多人都遭遇过类似的窘况，甚至有些情况还会经常出现。

事实上，我每天在"寻找想要的信息"这件事情上也浪费了大量的时间。

寻找信息这件事本身浪费时间自不必说，在搜寻的过程中，很可能会变得焦虑、急躁、不安……这些情绪都会导致自律神经系统持续发生紊乱。

大家一定要知道，自律神经系统一旦发生紊乱，没有三四个小时是很难恢复过来的。换句话讲，一旦出现焦躁不安的情绪，在之后的三四个小时之内身心状况都会受到影响。血液循环不畅通，致使大脑供氧不足、供糖不足，进而导致情感控制能力减弱、注意力不集中，判断能力也因此有所下降。

可见，为了避免一系列的不良状态，最重要的就是在日常生活中**确保自己想要的信息一眼就能发现、想找的东西一下就能找到**。

事不宜迟，最简单的可以从整理名片开始！例如做一个一览表来管理所有的人名、公司名、联系方式、业务关系等，清晰明了又方便实用。

就我而言，由于工作原因平日里与很多出版社有业务往来，但以前从未对这些信息进行过整理，以至于经常遇到这样那样的困扰："坏了，联系方式找不到了……""这个企划书的负责人是哪位啊……""这个人到底是哪个出版社的？"这样很是影响工作效率。

不过，现在我学会了对这些名目繁多的信息进行一元化管理，利用起来就顺畅多了：想联系的人马上就能联系到，企划内容、负责人和出版社也能一一对应，就连开会都轻松了不少。

整理虽是一件看似不起眼的小事，但其发挥的作用却是至关重要的。

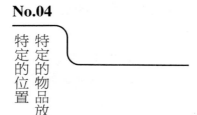

No.04

特定的位置 特定的物品放到

　　无论是收拾物品还是整理信息，最重要的是形成习惯，自然而然地去进行。

　　所谓自然而然地进行，就是**为特定的物品规定特定的搁放场所，并按照这一规定去实施。**

　　例如，你家里有搁放手机的固定位置吗？

　　想必大多数人是没有的。若是没有固定的位置，应该就是随手一扔了，等想找的时候却不一定能立马找见。除此之外，钱包、钥匙、工作文件、发票、书信、密码、文具等，亦是如此。

　　所以，首先还是为特定的物品找好特定的搁放位置吧！

　　不过，对于书籍资料这类日常用品，如果全都堆放到一起的话，用到其中某一项的时候可能就不好找了，到时只会徒增麻烦。

因此，通过文件夹和资料架进行分门别类，然后按照自己的习惯进行保管是非常重要的。可以按轻重缓急、内容、时间顺序来进行分类，只要按照个人喜好选择一种最适合的就可以。

整理归类之后，重要的是为特定的物品找到一个特定的搁放位置，并且根据实际情况将这一位置不断进行调整以达到最适。

"啊，这种分类方法不太方便呢……""这份资料放哪里更合适呢？"一旦出现诸如此类的纠结困惑，一定要暂停下来用心思考，对当前的分类方法重新审视，看是不是有改进的余地。

真正的工作强人，其实都是善于分类整理、不断尝试不断改进、始终发掘并践行自己最舒适的整理习惯的人。

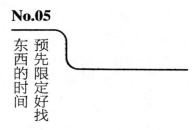

No.05

预先限定好找东西的时间

将想要的物品和数据分类放好以便随时能找到，这是调整身心状态的基本。

此刻，你的头脑中是不是瞬间浮现出了苦苦翻找一件东西却怎么都想不起来放哪儿了的场景？

对此，极力推荐大家尝试一种方法 —— **在找东西时预先限定好时间。**

当一个人想得到某件东西却不能如愿时，自律神经系统会变得紊乱。一旦内心的平静被打破，情绪便会逐渐失去控制。在这种状况下，越着急反而越不容易找到想要的东西。

虽说找取东西不是什么大事，不过很明显，调整好身心、以最佳状态去处理更容易达到事半功倍的效果。

例如，预先限定好寻找某件东西不能超过 10 分钟，10分钟后还没找到的话，就立刻停止寻找，开始考虑备用方案。

一旦设定了时间限制，自律神经系统就会进行自动调整。因此到了限定的时间后自己仍然能够心绪平静、注意力集中地继续下一步安排。

同样，如果预先做好了"实在找不到就用XX备选方案"的心理准备，即使最终真的找不到也不至于惊慌失措，避免了很多无谓的焦虑。

未知本来就会带来恐惧。如果过多地存在"如果怎么样了该如何是好……""发生这种情况时要怎么办……"这种对不确定因素的担忧，即使再努力也很难集中精力全身心地投入到眼前的工作中去。在这种情况下，当下的工作效率自然会受到负面影响。

因此，在开始某项任务之前，合理地设定截止期限以确保持久的精力，是至关重要的一步。

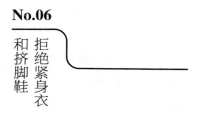

No.06

拒绝紧身衣和挤脚鞋

　　因衣服鞋帽的瘦小造成的身体束缚是导致自律神经紊乱的一大要因，而且其影响之大远远超出我们的想象。

　　最近，瘦身塑形的短裤和西服在年轻人当中非常流行。然而，某些人盲目跟风最终导致了工作效率的降低。若是本来就身材纤细苗条，穿偏瘦的西服不会有捆绑束缚感倒也没什么。**可如果为了凸显身材而刻意地穿紧身衣、挤脚鞋的话，不但不会产生美感，反而容易引起交感神经系统兴奋，破坏人体生理平衡。**

　　从医学的角度来讲，系领带也会影响工作效率。因为领带除了给脖子造成束缚以外并没有其他作用。

　　不过，由于目前极少的行业和公司允许员工不系领带上班[1]，所以我们有必要针对"如何系"下深功夫研究探讨一番。

例如，**通勤的路上可以先不系领带，再解开衬衫上面第一个纽扣，整个人都能放松不少。**其实在公司储物柜里多准备几条领带是个不错的习惯，到公司以后快速挑选一条系上，完全不会耽误工作。

此外，午饭时间或者不用见客户的时候，也可以把领带摘下来，稍微放松一下。别看这是件小事，对调整身心状态有明显的效果。

当然，如果有些人在穿紧身衣服、系领带的状态下恰好能够保持适度紧张、热情高涨，那么他们完全没必要改变，继续按照自己的喜好做就可以了。

当身体处于"一整天都无法集中注意力""累得缓不过来了"等欠佳的状态时，可以尝试一下上面提到的方法，先将身体放松，再重新进行调整。

1　备注：日本人无论在正式场合还是非正式场合，都非常注重衣着打扮。职场上，大多数男性都穿西服套装，且通常都配系领带。

No.07

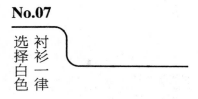

选择白色 衬衫一律

我有一个坚持多年的习惯 —— **穿衬衫一律选择白色**。

这也恰恰符合前面提到的选择最适合自己的随身物品。白衬衫＋黑西服，经典搭配，避免了挑选颜色时的纠结，也不会带来任何压力。

当然了，需要穿其他颜色衬衫的场合自会另当别论。如果没有特殊要求，就可以选择白衬衫配黑西服，不需任何思考，像条件反射一样自然，省去很多麻烦。

需要说明的是，我并不是要求所有人都一定要穿白衬衫和黑西服，只是针对那些有选择困难症或者可能因为选择服装而影响身心状态的朋友给出的一个建议。

确实有不少人喜欢穿色彩艳丽的、带花纹的衬衫或西服，同时也有很多人属于选择困难的类型——"每天早晨纠结该穿哪件衣服好麻烦啊""去买衣服，都不知道该挑什么样的"……如果你是后者的话，强烈推荐我的搭配方式：白衬衫＋黑西服。

白衬衫＋黑西服，可以和任何领带搭配，出席任何场合都不至于失礼。

之所以敢这么说，是因为我当初给自己选择这个固定的服装搭配方式时，**是将"需要慎重考虑的问题"和"无须思考直接条件反射化的部分"区分开来深思熟虑之后做出的决定。**

对待工作等重要事情自然应该脚踏实地、认真谨慎，万万马虎不得。不过对于我来说，选择服装的颜色、款式并不算什么重要的事情。

也就是说，对于"没必要纠结的问题"，可以直接规则化，以尽量避免麻烦为出发点；对于"需要慎重考虑的问题"，一定要拿出 100％ 的精力，严肃谨慎地对待。

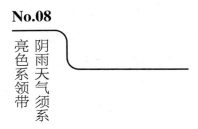

No.08

阴雨天气须系亮色系领带

讲完了衬衫和西服，接下来再说说领带。

系领带不能像穿衣服一样每天都是同一个颜色，所以如何进行选择就成了一个值得讨论的问题。

对此，我给出一条建议——**阴天的时候系亮色的领带。**

实验证明，颜色对调节自律神经系统的平衡有至关重要的影响。明亮色系可以促进交感神经兴奋，起到振奋精神的作用。与之相反，灰暗色系则会促使副交感神经兴奋，导致情绪低落。

更何况，阴雨天气本来就容易引起副交感神经兴奋、交感神经抑制的反应。

看看自然界的动物们也能一目了然，下雨的时候多数动物都不再活动，而是会躲到树下或洞穴里休息。经过长期的进化，它们已经形成了适应这种生活的身体结构。

同样，人体也进化形成了类似的身体机制，一到阴雨天气神经系统就会自动调节进入休息模式。

然而，我们人类并不能像动物一样一到下雨天就真的放下工作去休息，**所以需要有意识地促进交感神经系统兴奋，活跃精神状态。**

出于这样的目的，下雨天系明亮色系的领带自然是明智之举。

雨天如此，阴天亦然。多数人都会在阴雨天气产生"实在打不起精神来啊""真不想去公司啊"之类的想法，从身体结构来看，这都属于正常现象。

遇到这种情况，最好不要带着失落情绪去工作。有意识地提高交感神经兴奋程度也是调整身心状态的重要途径。

No.09

学会扔衣服，提高注意力

　　整理随身物品时最重要的一点是：没用的东西就痛快地扔掉。

　　首先要扔的就是衣服。

　　特别是那些经常对着衣柜纠结半天不知该穿哪件衣服的朋友们，强烈建议你们赶紧学会扔东西。

　　我们常说人生是由无数个选择组成的，确实如此。

　　不过，从一个自律神经专家的角度来看，**选择本身就是一件徒增压力的事情**。"不得不进行选择"是导致自律神经系统紊乱、身心不快、精神萎靡的重要原因。

　　但是，又因为人生中的选择有无数次，难免会遇到几次是不得不面对，而且要慎重面对的。

　　所以，平时应注意减少无关紧要的选择带来的压力。至少，对着衣柜挑衣服这件小事，不应耗费太多精力。

　　人体身心状况的自动调节是很有趣的。精神状态好的时候，即使周围有些凌乱，也不一定会注意得到。

　　可是当精神状态不好的时候，如果打开衣柜映入眼帘的是散乱不堪的、没用的衣物，看上一眼就足以使人瞬间变得焦躁，丧失精神。

　　因此，**越是出席重要活动就越要有意识地调节精神状态**。例如在"明天有重要会议""将要和难缠的客户开会"，或者"需要在众人面前公开发言"等情况**下，一定要提前整理好周围物品，尽量避免一切可避免的无谓烦恼和压力**。

　　所谓习惯成自然，平时就学会将没用的东西痛快地扔掉，关键时刻才不至于乱了分寸。

No.10

手头的现金一定要充足

　　我们常说做事需要未雨绸缪，在事情发生之前就要做好应对准备。

　　不过从医生的视角来看，与其忧心忡忡地筹划××情况发生后的应对方案，不如提前采取措施直接避免××情况的发生。

　　为了便于理解，我们以给汽车加油为例。

　　相信开车的人都遇到过这种情形——"咦，莫非是快没油了？"

　　在医生看来，从产生这种疑虑的时刻起，你就已经出局了。

　　因为一旦产生"可能快没油了"的担忧，人体内的自律神经系统就开始紊乱，无法再集中精力专心开车，发生交通事故的风险自然就加大了。

　　因此，每当油箱剩余不到四分之一时，我都会毫不犹豫地去加油。同样，当钱包中剩余的现金不足××元时，我也会立刻习惯性地去取钱。因为我不想在打算和朋友喝酒的时候担心是不是带够了现金，更不希望在晚归打车前还要先确认是不是有足够的打车费，对我来说，这些都只是徒增忧虑的事情。

　　仔细观察一下周围人就会发现，真正的职场精英肯定不会允许"今天带的现金不够，能不能借我点""稍等一下，我去取点钱"诸如此类的窘况发生。

　　备足现金并不是炫耀自己多么有钱，而是时刻为用钱做好准备。平时不注意的话自然无法体会，人与人之间的差距也会体现在一个看似不起眼的习惯上。

　　因此，大家一定要根据个人情况做好规划：钱包里少于多少钱了要去取，每次又要取多少。

No.11

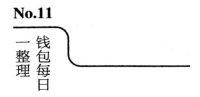

一整理 钱包每日

作为整理随身物品的一部分，希望大家也能每天整理一次自己的钱包。

一本叫作《为什么有钱人都用长皮夹？》的书曾经备受关注。从医学角度来看，有钱人喜欢使用长皮夹是有一定道理的。

并不是因为长皮夹可以装更多的现金，而是因为**长皮夹整理起来更方便**。

无论是有钱人还是在成为有钱人的道路上摸爬滚打的潜力股，他们有个共同特点，就是擅长有意或无意地将自己的行为习惯最大限度地舒适化。

例如在商店买东西时，他们一旦发觉"从钱包掏零钱时多花了些时间"，或者"从钱包取信用卡时不太顺手"，就绝对不会轻易放过这些问题。**他们会不断地思考如何才能更加方便省时，不断改进，直到自己**

满意。

长皮夹整理起来更加方便，所以受到成功人士的喜爱也是自然而然的。

我们姑且不论钱包是不是长的，为了用起来更加舒适，最好每天整理一次。

把没用的发票拿出来，整理纸币的朝向，清点金额以确保现金充足，只留下有用的卡，并将各张卡按次序排放好……按照这些方法，只要稍加整理，生活状态就会发生很大变化。

生活状态发生变化，即指体内自律神经系统保持平衡状态，精神状态自然也会得以调整。

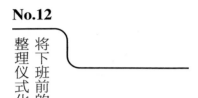

No.12

将下班前的整理仪式化

本章主要是针对随身物品的整理方法展开论述的。

前面提到的各种收拾、整理、最适合的流程，在每天下班之前也应该执行一遍，并且形成习惯。

如同象征着结束当天工作的一种仪式，**在整理办公桌、公文包、钱包的同时，身体会从"工作模式"逐渐转换到"放松模式"**。安静地整理周围物品，也会自然而然地使交感神经系统慢慢抑制，副交感神经系统变得兴奋起来。

同时，这一习惯对于调节身心状态有十分显著的效果。第二天早晨来到公司之后看到干净整洁的办公桌，自然会心情舒爽地进入工作状态。

前面已经多次提到，人在心情舒畅的时候，即使周围有些许凌乱也会自动忽略，照样能够集中精力进行工作。

可是，如果早晨起床后仍然疲劳困倦，或者吃早饭的时候和家人拌了几句嘴，又或者上班路上电车里拥挤不堪等等，在这些不好的状态下来到公司，即使办公桌有一丁点儿凌乱也会给身心带来意想不到的负面压力。这样一来，自律神经系统会愈发紊乱，当天的工作效率必然会受到影响。

其实，我们每天的精神状态，正是由这些琐碎的小事叠加积累而形成的。

当身心状态好的时候，没有必要刻意地去进行任何调节。但是当身心状态不好的时候，就一定不能任由这种负面情绪愈演愈烈。通过自律神经系统的有效调节，甚至有可能恢复到平时的良好状态。

是否进行自我调节，区别就在这里。

two

感知每天的
身体变化

——时间的整理方法

No.13

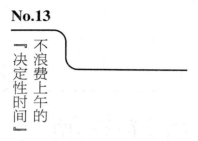

「不浪费上午的"决定性时间"」

我们已经知道了调节身心状态十分重要。同样，**根据个人身心状态合理安排时间**也是非常关键的。

按照生物钟，人类本来就有"注意力高度集中时间"和"最佳思考时间"——那就是上午。

很多人都是上午九十点左右到公司，从那之后到午饭前的一段通常是人体注意力最集中、思考能力最强、最适合进行创造性工作的时间。

对于如此重要的"决定性时间"，如果只是用来查看无关紧要的邮件、开个例行公事的会议，说实话真是一种浪费。

若想提高工作效率，还应学会**结合身心状态调整工作内容**。

如果不得不在上午查看邮件，那就先快速地浏览一遍，筛选出紧急邮件按重要程度进行处理，剩下的不太紧急的可以留到下午再细看。

此外，在如此重要的"决定性时间"里，如果去思考"接下来应该做点什么"的问题，思考本身就是在浪费时间。

接下来应该做什么？这个问题至少要在前一天解决安排好，"决定性时间"里应该直接进入工作状态才是。

也就是说，应该事先安排好第二天上午的所有工作内容，确保早晨到公司后可以不假思索地直接开始执行。这样，从一开始就能全身心投入到实际工作中去，脑力和精力也能达到 100% 的有效发挥。

No.14

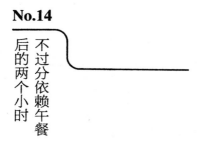

不过分依赖午餐后的两个小时

与上午的"决定性时间"截然不同，午饭后的两个小时工作效率普遍偏低，可以看作身体的困倦阶段。

其实对于动物来说，吃完饭后舒舒服服地躺下休息才是最自然的状态。因为人体进食后就该消化吸收了，身体也会为此做好准备促进肠胃活动。

所以，如果想要在这个时间段集中注意力、提高工作效率，恐怕不太容易，因为这与人体的生理结构相违背。

在这段时间，最应该做的就是 —— 放下重要工作。反正也是身体困倦期，干脆休息调整一下得了。

否则，"想提高效率，但毫无进展……""想集中精力，却困得不行……"这种事与愿违的感受反而会使人压力倍增，自律神经系统更加不协调。

与其承受这份压力，不如一开始就放弃重要工作，查查邮箱、回回邮件，处理一些惯例性的事务就很好。

如果实在想要利用这段时间，与人交谈也不失为良策。

人在进行交谈的时候会引起交感神经兴奋，使精神状态出现转折。相信大家都有这样的体会：本来自己无精打采，跟别人聊了几句之后就能变得精神百倍。从自律神经系统的结构来分析，这是正常的生理反应。

因此，我们可以根据人体的这一生理结构，有意识地将需要与人沟通的工作安排到下午 1~3 点，特别是那些可以自由安排个人日程表的朋友，更应充分利用这一点。

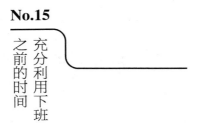

No.15
充分利用下班之前的时间

看过足球、橄榄球比赛的朋友会发现，越是临近比赛结束，双方就越容易展开攻势，球员的注意力也变得高度集中。

虽然身心已经处于极度疲惫的状态，但是一想到马上就要结束，很容易打起精神一鼓作气拼到底，注意力也会集中起来。人就是这样一种动物。

将这股"临近结束时的气势"活用在工作当中，也是十分奏效的。

在临近下班前一小时，可以给自己一个心理暗示："就剩一小时了，专心把这些工作完成就好了！"有时候，这种"最后的冲刺"可能比上午的"决定性时间"更能集中精力高效地完成任务。

与之相对，无节制的加班是最不受推崇的。经常听人说"没有截止期限的稿子根本无法完成"，可见，为了使自己充分发挥个人实力，适当的自我施压也是很有必要的。

过大的压力自然没有益处，但是"只要加加班就能完成了""反正还有别人做"这种散漫松弛的精神状态也会增加身心疲劳感，从而影响工作质量。

综上所述，我们既然了解了身体的生理结构，就应当顺应生物钟合理安排管理自己的工作时间，以达到更高的效率。首先，要充分利用上午的"决定性时间"；其次，午饭后的两个小时是身体困倦期，可以处理一些惯例性的事务，或者安排不太重要的会议、交流性工作，但是不要对这段时间的效率抱过高的期望；接下来，下班前的一个小时可以冲刺一下，告诉自己"完成这些工作后就下班"，然后集中精力开始进行；最后，给自己规定的任务都完成后，收拾好办公桌，结束一天的工作。

如果能够建立起这样的时间观念，相信工作质量和工作效率肯定会有突飞猛进的提高。

No.16

将『有质量要求的工作』和『有时间要求的工作』区别对待

　　前文提到，为某些工作设置相应的截止时间十分重要。

　　不过还想提醒大家，按照需求的不同，可以将工作大致分为两类：要求保证质量的工作和要求保证时间的工作。

　　相信大家都遇到过"无论如何一定要保质保量"的工作。就我而言，写文稿、写论文就是这样的。对于这类工作，如果不能保证时间充裕，最后提交的作品难免过于粗糙。

　　对于这类有质量要求的工作，如果不管不顾地也在下班前最后一个小时要求自己"一定要写完最后 10 页才能回家",很可能会影响作品的整体水平。

因此,对于有质量要求的工作,绝对不能用零散时间去处理,而应该利用上午的"决定性时间"认真对待,这样才更容易达到工作目标。

另一方面,日常中也会遇到"虽然需要一定的注意力,但是对质量要求不高"的工作。将这类工作安排到下班前一个小时最合适不过了。

我通常也会在下班前最后一个小时处理一些零碎的工作,有时候注意力高度集中,甚至会达到完全听不到周围声音的程度,这时候总能出乎意料地高效完成任务。

相反,在午饭后的两个小时,即使是进行整理资料、核对信息等烦琐的事情,也有可能拖拖拉拉,进展缓慢,甚至失误率增加,事倍功半。

因此,大家一定要认真整理一下自己的工作,明确到底哪些需要保质保量,哪些可以放宽要求。时间管理也应该针对不同类型的工作而适当调整。

No.17

阴雨天气须将持续工作时间缩短

谈到时间管理，将完整的时间进行合理分段是最基本的方法。

上午的时间起到决定性作用，但并不是要求早上一到公司就不停歇地埋头苦干直到中午，而是应该将其分割成两三段，并合理安排每段时间各做什么。

一般人的注意力持续集中不会超过 90 分钟。无论是精力多么充沛的人，连续工作 90 分钟以后，注意力都会开始分散，工作效率也逐渐降低。

所以，工作持续 60~90 分钟后适当休息，调整好状态后再继续进行，可能会更有效果。

如果你平时没有分割时间的习惯，建议马上尝试一下，会有意想不到的收获。

不过我想在此强调的是，**阴雨天气里应该将持续工作的时间缩短。**

　　我最初担任职业棒球团队的健康顾问时，就一直建议大家在阴雨天气注意缩短单次训练的持续时间，大概训练 45 分钟左右就该休息调整一下。

　　前面也提到过，阴雨天气时交感神经系统的调节倾向于抑制状态，注意力也容易变得分散。在这种身体状况下，和平时一样持续工作较长时间的话，不仅无法保证工作效率，对于运动员来说，还更加容易受伤。

　　因此，阴雨天气干脆把持续工作的时间缩短，告诉自己"只要保证在这一段时间内高度集中就可以了！"

　　体育界如此，职场、生意场亦然，如果想要充分发挥个人能力，**就应该顺应气候变化和身心状况合理安排时间和工作**。生活中难免会遇到阴雨连绵的天气、疲惫不堪的日子或者烦心劳神的琐事，这些情况都会导致注意力降低。此时，如果能控制好节奏，集中精力工作一小段时间就进行放松调整，就一定能顺利、高效地度过这些困难期。

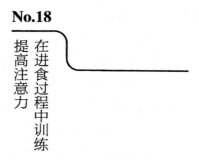

No.18

在进食过程中训练
提高注意力

　　下面我们来讲一个稍微脱离时间管理的话题——
如何训练提高注意力。

　　所谓注意力不集中，就是在做某件事情的同时，
精力分散到其他无关事物上的状态。所以，如果能养
成随时都**只对眼前的事情全神贯注的习惯**，注意力自然
会相应地提高。

　　以吃饭为例，拿筷子夹胡萝卜的时候，心里就只
想**"我现在要吃胡萝卜"**。无论是喝水吃饭还是洗脸
刷牙，做每一件事情时都认真感知自己当下的行为和
感受。

　　无论何时何地，不要忘记时刻提醒自己正在做
××事，这有助于将精力集中在眼前的事情上。

　　其实，这也是外科医生最需要接受的训练。对于
一名外科医生来说，如果不能集中精力全身心投入到

眼前的事情上，很容易在诊治过程中发生意外，造成无法挽回的后果。

生活中总会有些人认为自己注意力不集中，事实上，他们只不过更容易被无关的事物吸引而已。因此，我们需要从身边的事情做起，有意识地培养自己专注于眼前事物的技能，尽量不受任何无关因素的诱惑、打扰。

其实，人的心理是非常复杂的，很难做到摒弃杂念、心无旁骛。为了培养自己的注意力，一个行之有效的办法就是现在说的**在日常生活中认真感知自己正在做的事情**。

按照这个方法练习得多了，自然能够提高自己的专注能力。

No.19

周五晚上就做好下一周的准备

若是有人问我想要更加完美地展现自己最重要的事情是什么，我会毫不犹豫地回答他："早做准备！"

无论多么优秀的外科医生，手术前都需要做精心准备。日本放送协会（NHK）有一档节目叫作《专业人士的工作方式》，曾邀请到世界著名儿童外科医生山高笃行先生亲临现场做客。山高先生就当众表明了"工作的成败九成在于准备得如何""手术在开始前就能预知结果"等观点。

反过来讲，如果只是以提前准备为目的敷衍了事，结果只会导致自律神经更加紊乱，工作质量必然会降低。

对此我建议大家周五晚上就为下一周的工作做好准备——做好大致的日程规划，备好必用的物品。

如果下周二安排了会议，那就提前把所需的资料准备好；如果下周需要演讲，那就整理好内容提前练习练习；如果下周四约了和重要人物见面，就好好想想到时应该携带什么东西、熟记那些内容、如何交流才能博得对方的欢心等等。总之，一切皆应早做准备。

其实，我本人就是这一习惯的受益者。我是一名医生，但除了行医治病外，也担任一些运动员的健康顾问。一般情况下，我每周五都会对下周的事情做好计划，并且提前做好必要的准备，这样才能在面对繁多琐杂的工作时仍能有条不紊，保质保量地完成。

医学界有"手术在开始前就能预知结果"的说法，同样，**周五晚上准备得如何就能决定下一周工作状况的好坏**。

No.20

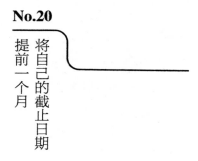

将自己的截止日期提前一个月

　　迄今为止，我发表过的论文、出版过的稿件多达数百篇，延迟交稿的情况从未发生过。这也是我一直以来引以为豪的事情。

　　我是怎么做到每次都按时交稿的呢？其实很简单，我每次都会**给自己设定一个截止日期——**通常比真正的截止日期提前一个月。

　　不过，我希望大家不要产生误解。将截止日期提前一个月的目的并不是单纯地保证按时完成任务，这同时也是保证工作质量、提高工作效率的绝好方法。

　　为什么这么说呢？因为工作质量降低很多时候是由于注意力不够集中。

　　上文已经说过，注意力分散的基本原因就是将精力放在了与当下工作不相关的事物上。**人在临近截止**

期限的时候多少会产生焦虑情绪，这种状态本身就容易导致注意力下降，工作质量降低。

一般来讲，工作质量应该是和所花的工作时间成正比的。不过这里的工作时间并不是指完成这项工作从头到尾所耗费的时间总和，而是特指以良好的心态从容自若地处理这项工作时的那部分有效时间。

如果能提前一个月完成任务的话，到真正的截止日期之前，就可以有足够的时间再去检查、完善、精益求精，这就是有效时间。

当然了，每个人从事的工作各不相同，这里所说的"提前一个月"也仅仅是个例子。总而言之，根据个人情况，提前一周也好、两周也罢，确保任务完成后还有充分的时间去反复检查并完善，是非常重要且有效的时间管理方式。

不信的话可以尝试一下，你的个人工作质量以及周围人对你的评价肯定会因此发生明显变化。

No.21

遇到紧急突发情况时取消原计划

　　无论是谁，无论从事什么工作，总会有遇到突发情况的时候。本来计划得好好的，却不得不放下手头的工作紧急应对这突如其来的事情。有时候越是忙碌越容易遇到紧急突发情况。

　　在这种情况下，首先要做的是什么呢？

　　毫无疑问，是取消原计划。

　　顾名思义，紧急突发情况，自然是不得不立刻处理的事情。对于那些突然发生但并不紧急的事，稍后慢慢处理也未尝不可，我们暂不讨论。

　　那么，对待紧急而又重要的突发情况，我们应该以什么样的状态去面对呢？

　　通常情况下，面对紧急事件，最容易分散注意力、造成失误的因素便是对原计划的忧虑：计划好的事情可怎么办呢？几点出发才来得及呢？如此等等。

所以，为了全身心投入到眼前的紧急突发情况中去，第一时间应该做的就是取消原计划，并告知相关人员。

还是以我为例。对于我来说，急诊患者就是我的紧急突发情况。

急诊的定义就是紧急情况下的治疗。一旦有急诊患者被送入医院，医生必须立刻进行救治，刻不容缓。

遇到这种情况，我会毫不犹豫地将原来的计划取消，联系相关人员并告知，根本没有时间去考虑原来计划好的事情是否还能赶上，也没时间权衡要不要将原计划取消。如果在思前想后、犹豫不决的状态下开始对患者进行诊治，很容易酿成不可挽回的严重后果。

所以，**为了保证自己能够竭尽全力应对紧急突发情况，一定要坚决果断地在第一时间取消原来的计划。**

No.22

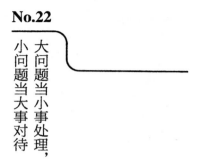

大问题当小事处理，小问题当大事对待

在我看来，有一种心态对于平衡自律神经系统、调整身心状态十分有效，那就是把大问题当小事处理，把小问题当大事对待。

毋庸置疑，人生中谁都有摊上大事的时候。例如，由于自己一时疏忽给公司造成了巨额损失，不小心惹怒了重要客户，申请再批不下来的话整个项目都会泡汤……这些都是我们经常会遭遇的大麻烦。

想必谁都知道，越是面对重大问题，越要保持清醒的头脑和冷静的判断。因此，这种情况下更加需要有意识地调整自己的身心状态。**深吸一口气，慢慢地喝杯水，努力地笑一笑（哪怕是强颜欢笑也好），然后若无其事地说一句："啊，还真有点困了呢！"**这其实是一种态度，很重要的态度。

很多人在遇到大麻烦的时候会坐立不安、暴躁易怒，时时刻刻都愁眉紧锁。说实话，这些表现和情绪不但对于解决问题没有任何帮助，而且可能导致自律神经系统更加紊乱，不利于当事者做出正确合理的决断。

相反，对于日常生活中的琐碎问题，例如想要的文件半天都没找到、不假思索就参加了一次没用的聚会等等，事情虽小，却也不容忽视。

如果对这些日常细小问题视而不见，得过且过，时间长了必然会影响到自身的精神状态，个人能力的发挥也会受到影响。**其实，对于所有可能影响个人能力发挥的问题，都应该当作不可回避的大问题来认真对待。**

总之，大问题当小事处理，小问题当大事对待，希望大家铭记于心。

No.23

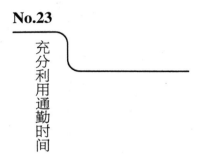

充分利用通勤时间

　　把通勤路上的时间都充分利用起来，才是真正地珍惜时间。

　　近几年来，随着科技的发展，80% 以上的年轻人在上班路上都在看手机、玩游戏。事先声明，我本人并不排斥智能手机，也不反对年轻人玩游戏。

　　问题的关键在于，在路上看手机、玩游戏是不是他们计划之内的事情？

　　如果你是想利用这通勤的 30 分钟，将前一晚上玩了一半的游戏打完的话，坐在地铁里专心玩游戏倒也无可厚非，或者想利用这段时间玩玩推特（Twitter）、脸书（Facebook）也未尝不可，因为这都是有在计划地安排自己的时间。

　　最可怕的状况是：因为无聊而不知不觉地玩起手机来。

如果你想管理好自己的时间，就一定要将在路上的时间都做好安排、充分利用起来。

拿我来说，我通勤路上的时间主要会用来学习。读读书，看看论文，有时也会校对自己写的稿件。**一旦下决心要好好利用在路上的时间，只要提前稍做准备即可。出门时带上所需的随身物品，上了地铁或出租车之后就立刻进入状态开始进行计划好的事情。**

不过，希望大家不要误会的是，我并不主张把分分秒秒都安排得满满的，一刻都不能放松。

在上下班路上打个盹儿眯一会儿也好，看看车窗外的风景也好，这些事情本身并没有该不该、对不对的区别。问题在于做这些事情是计划之中的还是由于无聊导致的。

该休息的时候就安排时间休息，该娱乐的时候就安排时间娱乐。凡事都做好安排，这才是时间管理的关键所在。

No.24

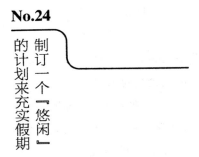

制订一个"悠闲"的计划来充实假期

若要说起周末假日怎么度过，相必人人各不相同。

有些人天生好动，在结束了一周的辛勤劳碌之后，周末也不闲着，参加个马拉松啊，滑滑雪啊，充实而又健康；也有些人不爱活动，周末通常会一觉睡到中午，起床后吃点东西无所事事地一天就结束了。

还是事先声明，我并不是想评论这两种生活状态孰优孰劣，只是想给后者一个提醒：**只要事后不后悔自己一天什么都没做就可以了。**

因为相对于"一整天无所事事"这种状态本身，由此而引起的后悔、焦躁情绪更容易扰乱自律神经系统的平衡，最终导致整个人都不好了。

如果到了晚上仍然被这种后悔、焦躁的情绪包围，不仅会降低当晚的睡眠质量，而且会影响到第二天的精神状态。时间一长形成恶性循环，一段时间内的生活和工作都会受影响。

所以对于无所事事的那类人来说，**最好能给自己的周末制订一个"悠闲"的计划**。哪怕是"明天我要一觉睡到中午""傍晚时出去溜达溜达，然后去买东西""晚上要自己做饭好好吃一顿"诸如此类的计划都可以。

换句话说，**就是事先计划好如何悠闲地度过这一天**。

这样一来，虽然同样是悠闲度日，但由于是按照自己的计划度进行的，事后非但不会后悔，反而会产生些许成就感。自然而然地，晚上睡得也香了，第二天精神状态也会变好。

No.25

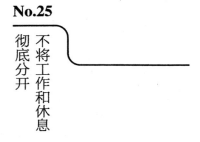

彻底分开 不将工作和休息

为了调节身心状态，我们需要适当的休息。

不过在医生看来，每周两天的休息时间并不是必需的。

以我为例，如果有那么一整天处于完全休息的状态，那么第二天的工作状态可能就不太理想了。这就是我们常说的假期综合征。

正因为我清楚自己这一点，所以基本上没有彻彻底底地休过假期。放假的时候通常也会去医院溜达一圈，看看患者的情况，检查检查资料……保证每天至少工作一两个小时。所以时常有人会惊奇地问我："大夫，难道您从来不休息吗？！"

其实并非不休息，只不过我根据自己的特点，以这种方式保持良好的身心状态而已。

每个人都有自身的特质，所以没有一种方法是适合所有人的。我们首先需要做的就是认真思考：**最适**

合我的休息方式是什么？我应该如何安排工作和休息才能保证持续良好的身心状态？一定要找到一个属于自己的最佳平衡点。

过于忙碌自然不好，自律神经系统无法保持平衡，工作效率也会随之降低。但是，**这并不等同于简单地增加休息时间就能解决问题**。

公司、行业的不同决定了每个人的工作内容也各不相同，我们可以从各个方面着手，慢慢摸索适合自己的调整模式。例如每周保证两天按时下班，处理完下午的事情后去健身房锻炼锻炼，外出回来后喝杯咖啡休息一下，等等。

一旦找到了劳逸结合的最佳平衡点，处理同样的工作时会更加轻松自如，几乎不会产生任何疲劳感和压力感。

与人交往
不将就

——人际关系的整理方法

No.26

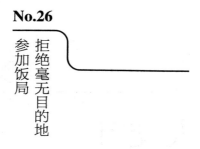

参加饭局 拒绝毫无目的地

"唉，我来这个饭局凑什么热闹来了？""这种聚会真不应该来参加！"职场上的人应该或多或少地有过这样的感慨吧。

盲目参加饭局，不但会在整个过程中感到拘束压抑，而且一旦喝多了，还有可能情绪失控酿成不良的后果。

所以，当有人邀请你赴宴时，一定要慎重考虑一个问题之后再作答复：**我到底为什么要参加？**

相信很多人遇到过这样的情形：下班后同事叫着去喝酒，心里不愿意去但又觉得总不参加也不好，所以就勉强答应了。

这时你就需要明确告诉自己："我这次出来吃饭喝酒是为了和大家保持良好的关系，不想让自己显得不合群，而且只是偶尔出来一次。"

如果没有这种明确的目的意识，只是稀里糊涂地凭感觉去参加，整个过程可能都会感受到无形的压力和拘束。

假设最终证明那只是一场无聊透顶的饭局。如果你明确地认识到自己的目的是"显得合群"，那么饭局本身是不是有意思其实无所谓，**因为无论如何，你达到自己的目的了**。这样的话，回家时也能保持愉悦的心情。

其实，人与人之间的交往是很麻烦的。大家经常会遇到公司部门聚餐、与客户谈生意吃饭、各种同学会、老乡会，等等，劳心费神且压力山大。

正因为如此，为了节约精力，一定要有一个明确的抉择标准才好——目的明确的聚会可以参加，毫无目的的饭局一律拒绝。

No.27

参加？不参加？第二天再作答复

　　可能很多人都有过这样的经历：别人邀请你参加聚会时当场就爽快地答应了，事后才意识到其中的麻烦，因而有些后悔。

　　如果是这样的话，等到了聚会的那一天，是不是从早上开始就充满了负面情绪？"真令人心烦啊""要不我临时爽约得了""不行，这样也不合适"……

　　总而言之，当天的身心状况不会太好，注意力无法集中，做什么都没有精神。

　　导致这种状况的主要原因是，虽然口头上答应了去参加，但心理上并没有真正做好参加的准备。

　　上一节已经提到，当有人邀请你参加聚会或饭局时，如果自己有明确的目的则可以接受，若是毫无目的就应该直接谢绝。一旦接受了邀请，就要为了实现这一目的而去参加。

也许有人会说："我已经按照你的建议去做了，可后来还是后悔了。"如果真是这样，肯定是做决定的方法出问题了。

对此，建议大家不要当场做决定，最好第二天再回复对方。通常我收到朋友的邀请时，都会至少慎重考虑一天之后才做出最后决定。

因为在当时的情形和心境下，即使做出了决定也很可能不够理智，事后后悔的可能性比较大。如果答应了别人的事情又反悔，不仅自己觉得过意不去，而且可能给对方带来麻烦。

所以，无论面对什么样的邀请，一定要慎重考虑之后再决定要不要接受。"我真的应该去参加吗？""如果去的话，我的目的是什么？"经过深思熟虑而得出的结果最容易带来自信和自我认同感。而且，明确了目的和意义之后再做决定，也不至于过后后悔。

No.28

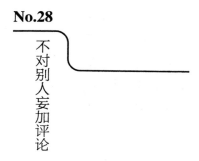

不对别人妄加评论

对于一般人来说，90％的日常压力来自于人际关系。

若是经常处于压力状态，身体状况会越来越差。因此，即使出于对自身的呵护，也应该想方设法改善自己的人际关系。

对此，给大家提出一个建议——**不对别人妄加评论**。

尽管有些人通过对他人说三道四的方式可以发泄自己的愤怒情绪，但是从长远来看，这类人通常更加容易产生压力，而且自我调节能力也不会太强。

早在多年以前我便做出决定，当有人问我对某人某事的看法时，尽量用"我不知道""哎呀，不是很清楚啊"之类的回答来应付。实践后发现，这一决定意义重大。

如果对这个人不是十分了解，凭什么说人家的好话或坏话呢？即使是想夸别人，言不由衷的称赞反而会成为压力。

其实，我也曾经一度认为应该尽量说别人的好话。对于那些真正不错的人，我会衷心地予以褒赞。然而自己终究不是圣贤，总会对某些人心怀不满。如果心里想的是"这个人不怎么样""我不喜欢这个人"，嘴上却硬要勉强地大加夸赞，实在是挺为难的。

那该怎么办呢？对于自己并不喜欢的这类人，如果毫不避讳地把自己的想法都如实说出来，虽然可以逞一时之快，日后却可能带来麻烦。例如自己很可能后悔言辞过于犀利直白，对此耿耿于怀，导致心理压力越来越大。

所以我做出决定，**以后都用"不清楚""不知道"这种中立的态度来应对，不轻易做任何评价**。

最终，我多年的实践经验证明，这是调节自律神经的最佳方式。

No.29

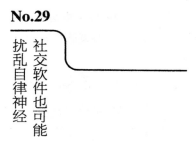

社交软件也可能扰乱自律神经

随着科技的发展，推特（Twitter）、脸书（Facebook）等社交软件逐渐在人们的日常生活中普及开来。这些软件可以使我们简单快捷地与外界沟通，随时随地获得亲友们的最新动态，因此极大地方便了日常生活。

然而，很多人看到好友们在朋友圈上更新的状态后，自律神经系统变得极其容易发生紊乱，这也是一个不得不承认的事实。

社交软件之所以大受欢迎，原因之一便是为广大用户提供了一个展示自己的平台。"我是这么厉害""我有过这么炫酷的经历""我正在和这么了不起的人物在一起"……大家都在这样不停地炫耀着。

结果，发表状态的人虚荣心是得到满足了，可是看到这些状态的人内心却很容易产生反感情绪。看到别人的精彩生活，再对比自己整日的庸庸碌碌，难免会感到焦躁、失落甚至嫉妒。而且，这种人应该不在少数。

特此声明一下，我并不是完全否定推特（Twitter）和脸书（Facebook）这类社交软件。我只是从医学角度来看，这类软件对人体自律神经系统的调节往往起到负面作用。

如果将其单纯作为一个交流工具，和朋友发发信息、聊聊天的话，完全没有关系。**问题在于如果过分在意他人的动态，就有可能扰乱自己的自律神经系统，身心状况都会受到影响。因此，我们有必要和社交软件保持适当的距离。**

使用社交软件本来就会花费一定的时间，再加上看到别人动态后产生的低落情绪，日常生活和工作肯定会受到影响。想来没有比这更加浪费时间和感情的事情了。

所以，与其因为朋友圈的事情自寻烦恼，不如远离社交软件，把时间和精力放到工作上，调整好身心状态，争取创造更多的价值！

No.30

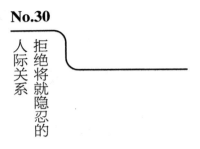

人际关系 拒绝将就隐忍的

生意场上，人际关系至关重要。这是一个不争的事实。

其实，不仅仅是在生意场，生活中也是一样。近来，根据一个人"拥有多少人脉""属于哪个圈子""周围有多少朋友"等因素来衡量其价值的倾向也越来越明显。**因此，有不少人把过多的精力放到"拓展人脉""构建关系网"上，从而承受着巨大的压力。**

所以，我们有必要重新审视一下人际关系的存在意义。

试问：顶着巨大的内心压力，费尽周折才能得到，小心翼翼才能维持的人脉算是好的人际关系吗？

在我看来，双方互相将就的人际关系也好，煞费苦心才能维持的关系网也好，本质上对自己是毫无意义的。这些交往对象和关系网给我们带来最多的，只不过是身心的紧张焦虑、情绪的起伏不定等不良后果，又怎么能对自己的人生起到积极作用呢？

当然，由于各种各样的原因，很多人没办法快刀斩乱麻地彻底割断一种关系、舍掉一份情谊。那么，我们至少要保证在脑海中形成明确的意识——**清楚这个人是不是值得深交，明白这个朋友圈是不是对自己有所帮助**。

日常生活中，不少人广结亲友，说起来是在提升自己、拓展人脉，其实很多关系都是毫无意义的。真正好的人际关系不在于广和大，而在于其质量，看它是不是真的对自我提升起到积极作用。

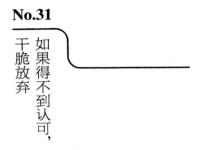

No.31

如果得不到认可，
干脆放弃

　　不少人遇到过这样的境况：自己尽心尽力，却总是得不到领导的认可，焦急而又无奈。**其实，在这种情况下，最先应该做的事情是——放弃。**

　　也许对于某些仍有上升空间的人来说，得不到认可恰恰能转化为一种推动力，促使自己继续提升。不过对于多数人来说，当自己竭尽全力却不被认可的时候，一般都没有什么斗志了，同时也没多大提升空间了。

　　从自律神经的层面来分析的话，交感神经和副交感神经同时抑制，精神萎靡，毫无动力。渴望得到认可，却总得不到。这种精神状态本身就会产生巨大的压力。**因此，此时需要做的是：既然这么努力都得不到领导的认可，还是放弃吧！**

　　也就是说，放弃这种渴望，调整身心状态，渐渐

地从拼命工作的模式中转换出来，这样才能慢慢恢复
到正常的状态。

不过，需要跟大家强调一点，**这里提到的放弃是部
分放弃，而非全部**。

放弃对某一方面的渴望，还要将目标转向另一方
面。例如，"在这个领域得不到认可，那就在另一领域
努力""得不到这位领导的赏识，就尽量争取其他人的
认可"等等。

因为任何人都会或多或少地在意外界对自己的评
价和看法，如果执拗于自己无法获得认可的个别人和
事，自律神经系统就会持续紊乱，最终导致业绩下
滑，自身的价值可能会因此而真的有所下降。

No.32

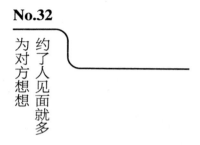

为对方想想 约了人见面就多

你我都是常人，每天忙碌于工作，难免会有莫名的情绪低落、无精打采的时候。

为了避免这种负面情绪，我们会尽力地调整身心状态，但人类不是万能的，有些状况是无法调控的。

当陷入这种莫名的低落状态时，如果恰好是一个人默默地工作还好些，可是如果当天约了人见面的话，总不能以自己状态不好为由而更改计划吧。

这种情况下，我通常会站在对方的立场，从他们身上获得动力。例如，无论是找我咨询诊断的患者，还是过来采访的记者，他们可能是冒着酷暑（或是严寒）经过一番周折才来到我这里的；还有听我演讲的朋友们，他们很可能老早就安排好了时间，千里迢迢地专门赶到会场。

像这样，站在对方的立场上一想，自然就会觉得

"说什么状态不好，现在根本不是矫情的时候"，或者"若是把前一项工作中的不良情绪带到眼前事情上，简直是对对方的不尊重"。

站在对方的立场进行思考，说不上是什么大事，却有十分明显的效果。**因为从大脑开始思考的瞬间，自律神经系统就会逐渐趋于正常，判断能力和思考能力也会逐渐恢复到冷静时的状态。**

从另一个角度来看，这种思考不正是人与人之间坦诚相待的一种表现形式吗？这应该算是人际交往的基本要求吧。

注意观察一下便会发现，往往越是出类拔萃的人情绪控制得就会越好，身心状态也基本保持稳定，而且总是会亲切和蔼地对待别人。

说白了，这就是以诚待人。

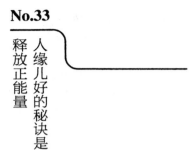

No.33

释放正能量

人缘儿好的秘诀是

要说一个团队里最招人讨厌的人，想必莫过于充满负能量、致使整个团队都丧失斗志的家伙了。或许你的周围也有这样的人存在，如果恰巧这个人是你的上司，那就更倒霉了。

反过来讲，一个团队里最受欢迎的人，一定是满身正能量、能带动周围人积极进取的人。如果想在团队里提升自己的存在感（积极方面的存在），只要努力使自己成为一个那样的人就足够了。

事实上，我的工作也需要每天接触各种各样的人。在体育比赛现场，要对运动员进行监督，同时还要和教练、训练员、俱乐部人员、赞助商等方面打交道；在医院也要和患者、家属、护士、各科医师等人一起工作。

说实话，我有时候也会产生焦虑情绪，甚至自己都会为自己失礼的态度感到气愤。

但是，越是这种时候，我越会强烈地警告自己：**无论如何也要想办法带动周围人的工作热情！**

假设某一个人的无礼态度冲撞了我，导致我非常生气，而我的气愤情绪又影响到了另外的人……如此蔓延下去，整个团队的表现肯定会有明显的下降。

自律神经系统紊乱会对周围人产生不良影响，致使整体效率降低，这已是经过实验证明了的事实。**自己的自律神经系统调整得如何，是会对周围人的状态产生很大影响的。**

所以，不仅年轻人、普通员工需要注意自我调节，组长、经理等管理职位的领导更应该对此给予高度重视！

No.34

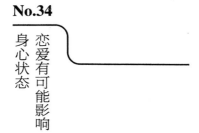

身心状态 恋爱有可能影响

作为一个自律神经方面的研究专家，我想强调的是：恋爱，无论进展顺利与否，都容易导致自律神经系统发生紊乱。

以前我在某些演讲及杂志采访中也曾经提到过，**恋爱本身就是一件扰乱自律神经系统、破坏身心状态平衡的事情。**

可能有些人会立即反驳："恋爱可以使人对工作更有激情和动力！""总会有积极的恋爱关系的！""很多情侣都是互相帮助、共同提高的！"在某些情况下，恋爱确实对于身心状态的调整和做事的积极性有促进作用。

但事实上，将"恋爱中的人"和"没有恋爱的人"进行综合比较后发现，前者压力过大的时候更多，状态不稳的可能性更大。其中，影响自律神经系统平衡的一个最主要的因素是——不安。

人类有一个特点，越是面对不确定的因素和自己不能控制的事情，不安的情绪就越强烈。

情侣之间出现矛盾的时候会因为焦虑不安而产生压力自不必说，即使在两人关系稳定的情况下，也可能因为对方没能及时回复信息而胡思乱想，担心是不是出了什么事情。这种未知的、自己无法控制的情形会立刻引发不安情绪，进而形成心理压力。

无论本人是否能够明确意识到，自律神经系统紊乱肯定会导致注意力的显著下降。

在这一节中，我不是想给读者灌输"恋爱并非一切"的老生常谈的观念，而是希望大家能够对"恋爱是如何扰乱自律神经系统的"这一问题有一定的认识和理解。

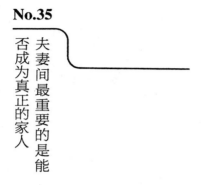

No.35

夫妻间最重要的是能否成为真正的家人

　　前面提到了恋爱关系，接下来就分析一下夫妻关系吧。

　　人际关系的各种问题本来就是造成心理压力的最主要因素，夫妻之间因为交流不畅而导致的自律神经系统紊乱、身心平衡失调的情况更是比比皆是。

　　如果夫妻二人的关系可以像父子、兄弟一样达到"真正的家人"的程度，多数情况下不仅不会扰乱自律神经系统，而且有助于身心调节。**设想一下，每天下班回到家，妻子和丈夫看到彼此的面孔时感受到的是安心、放松，这样的夫妻关系肯定会对双方的身心状态起到积极的调节作用。**

　　但是如果完全相反，夫妻二人一见面就板着脸，为一点鸡毛蒜皮的小事争吵得面红耳赤，两人只要在一起就互相感到压抑……这样的关系怎能不扰乱双方的自律神经系统平衡呢？

　　除此之外，还有一种需夫妻关系也需要提醒大家注意，就是两人一见面就卿卿我我的状态。

　　也许有人会问，夫妻二人关系好也有问题吗？**是的。如果夫妻关系过于甜蜜、如胶似漆，双方回家见面后都会迅速进入交感神经高度兴奋的状态，身体就很难恢复到正常的休息模式。**这样的话，睡眠质量无法保证，第二天的精神状态自然也会受到影响。

　　可能很多人自己感觉不到，身心长期处于兴奋状态时会变得易乏易累，甚至有可能出现大白天就不由自主地打盹儿的症状。

　　综上所述，为了保证自律神经系统平衡、维持身心状态协调，夫妻之间坦诚相待，保持平和稳定的关系才是最重要的。

身体是革命的本钱

——身体的整理方法

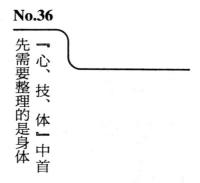

No.36

「心、技、体」中首先需要整理的是身体

无论是投身工作还是体育运动，心态、技能、身体三者缺一不可。

然而无论从哪方面来讲，其中最先需要引起大家重视的就是身体。

一旦身体状况欠佳，心态再怎么好也不一定能达到完美的效果，技艺再怎么精湛也很难100％地发挥出来。正如我们常说的，身体才是革命的本钱。

遗憾的是，我们往往忽略了身体健康的重要性。很多人如果不是出现高烧不退、腹痛难忍等明显病症就不会去看医生，以充分发挥个人能力为目的而有意识地进行身体状况调整的人更是寥寥无几。

在此，希望大家能够明确一个问题，没有病症并不意味着个人能力可以100％地发挥，这是两种截然不同的状态。

　　没有病症充其量只是一个基本前提，如果不对身体状况进行进一步的调整，个人的能力是难以确保充分发挥的。

　　因此，希望大家读过本书之后可以深刻地意识到"身体状况调整"的必要性。

　　身体是最诚实的，会对我们的任何行为做出应有的反馈。所以，只要掌握了与身体沟通的正确方法，就一定能达到你所预期的状态。同样，当一个人表现为"稍有不适""疲惫不堪""注意力分散""无精打采""焦躁不安"等不良状态时，一定是身体某些地方出了问题。

　　所谓治病要治本，只要掌握了调理身体的正确方法，这些不良状态很容易就能缓解甚至消除。

No.37

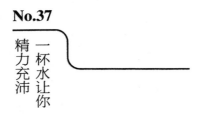

精力充沛一杯水让你

　　相信多数人有过这样的经历：早上起床后，身心仍然感到疲惫困乏，毫无精神可言，仿佛体内掌控精神活力的阀门没打开一样，一整天就昏昏沉沉地过去了。

　　如果这种状态只是偶尔出现一两天，尚且属于正常现象，但如果持续五六天以上，很可能是身体出现了病症，应该及时就医。

　　从身体结构来分析，出现这种状况的原因是交感神经系统的活跃受到阻碍，身体无法及时、顺利地从休息模式转入活动模式。

　　这时，如果能简单活动活动身体自然是最好的，不过人体在疲乏慵懒的状态下通常是很难打起精神做运动的。

　　那不妨试试另一个方法：喝一杯水。

　　自律神经系统负责调整全身的平衡，和肠胃的活动也有着密切的关系。而肠胃是十分敏感的器官，任何细微的刺激都会引起肠胃的活动。

　　所以建议大家在状态欠佳时喝一杯水。肠胃受到水的刺激会迅速蠕动，进而带动自律神经系统活跃起来，就像身体活动模式的开关打开了一样。

　　其实，不仅是在早晨起床时，在工作中感到精力分散、身心乏累时也可以暂停一下，起身倒杯水喝，调节一下身体状态。

　　另外，建议大家在喝水时不要只是把它当作一个动作来完成，最好在脑海中形成一幅画面，想象这杯水正在努力地浸入身体的每个器官和角落。这种想象会产生意想不到的效果。

　　或许有人会怀疑："一种意识而已，能产生那么大的差别？"

　　是的！因为自律神经系统本来就是根据体内任何细微的变化来进行调整的。

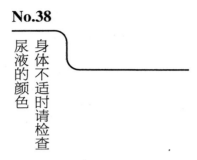

No.38

身体不适时请检查尿液的颜色

　　前一节已经讲到，状态不好时应及时喝杯水进行调节，特别是饮酒之后，身体极易脱水，因此更需要补充大量的水分。

　　除此之外，当身体出现疲惫、沉重的感觉时，还应该注意观察一下尿液的颜色形态。

　　身体处于脱水状态时，尿液的排出量会明显减少。这是因为体内水分本来就供应不足，身体会自动进行内部调节，降低排尿量，以减少水分的流失。因此，当出现身体乏累、精神不振的状况时，请回顾一下当天的排尿情况，看排尿次数是不是明显减少了。

　　此外，还要注意观察尿液的颜色。

　　当身体状况不适、有脱水倾向的时候，尿液的颜色会加深，多数呈现深黄色，严重时甚至变成紫黑色。

　　这个时候，首先要做的就是多喝水！**喝水、排尿，**

再喝水、再排尿……这样反复几次之后，尿液的颜色会逐渐变淡，慢慢恢复到正常状态。当尿液恢复到接近透明的颜色时，体内的各种问题也就基本解决了。

顺便提一下，一般伴随着酒精进入体内，身体的脱水症状就会逐渐开始，所以大家在喝酒时最好饮入等量的水。

当酒精摄入量超过身体的最大承受能力时，会产生各种不良反应，其主要原因之一就是脱水。因为脱水，血压降低，肠胃活动失去动力，胃酸分泌过多，最终导致头晕、恶心、呕吐等剧烈症状。

综上所述，每当身体不适或者喝酒的时候，一定要有意识地多喝水。事情虽小，作用却很大，请大家务必牢记。

No.39

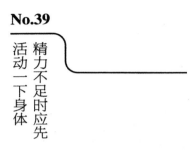

精力不足时应先活动一下身体

　　大家可能有过这样的体验：早上到公司后，虽然一堆工作等着处理，但自己怎么都提不起精神来。

　　这时候，可能很多人会用心理暗示或者注意力转移等精神层面的方法来进行调整。现在我要以一个医生的身份告诉大家，这些方法其实没有多少科学依据。

　　那么，当我们精力不足、状态欠佳、注意力分散的时候，需要怎么做呢？答案是活动身体。

　　其实散步本是调节身心状态的最佳方式，但是在公司，鉴于地点和时间的限制，散步并不太现实。但无论通过何种方式，应该适当进行体力活动。

　　例如，可以暂时停下盯着电脑屏审核数据的工作，收拾收拾办公桌，或者整理整理纸质文件等。总之，只要能起到活动肢体的作用就可以。

　　就我个人而言，几乎每次状态欠佳的时候都会进行

一番收拾整理。

整理书籍、杂志，整理各种收据发票，将文件分类后进行归档或销毁……总之，不去考虑其他事情，只是默默地、专注地整理眼前的东西。因此，每当我状态不好的时候，办公桌反而会格外干净整洁。

前文已经强调过很多次，当一个人状态好的时候，即使周围凌乱不堪也不至于影响注意力；但是当一个人状态不好的时候，只要四周稍微有些杂乱，都有可能导致负面情绪愈演愈烈，以致其丧失斗志。

所以，状态不好的时候干脆停下正在进行的工作，先收拾整理一会儿再说。一般情况下，在收拾整理的过程中人的身心状态能够不知不觉地得到调节，最终以专注、高效的精神状态返回到原来的工作中去。

No.40

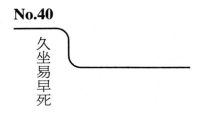

久坐易早死

美国癌症协会发表的一份数据表明，每天坐 6 小时以上的人群和每天坐 3 小时以下的人群相比，前者的死亡率明显高于后者，其中男性高出 17%，女性高出 37%。

其实，久坐还会影响自律神经系统的活动。人体若长时间保持坐姿，血液流通就会不畅，营养物质无法充分、及时地输送到全身各处，尤其是脑部可能会出现供氧不足的现象。这些最终都会导致"整个人都不好了"。

因此，无论是为了保持身体健康多活几年，还是为了保持良好状态高效地工作，都应该严肃认真地对待舒筋活血这件事。

工作中应保证至少每小时起身活动一次。最理想的方式是到楼外转转，仰头看看蔚蓝的天空，最好还能小

跑两步。活动完后，深吸一口气，再饮入一杯水，自律神经系统就能得到彻底的放松和复原。

如果平时能够保持这种意识并经常性地进行身体调整，工作效率必定能够大大提高。即使由于各种限制因素无法经常去室外活动，也一定要在处理各项工作之余，找机会起身溜达溜达。总之，务必要养成勤活动的好习惯。

不过，有的人比较慵懒，自己不想动，总喜欢使唤别人。

他们打印好了文件自己不去取，而是让打印机旁边的同事给拿过来。需要什么资料的时候也直接委托别人帮忙取。除了吃饭、上厕所需要亲力亲为之外，几乎一坐就是一整天。事实上，这种工作状态是十分危险的。

一般来讲，越是职位高的人越容易带有这种习惯倾向。因此请大家一定要及早认识到其危害的严重性——扰乱身心状态，降低工作效率，再加上容易导致早死，实在是百害而无一利。

No.41

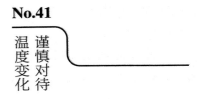

温度变化 谨慎对待

自律神经系统对温度变化十分敏感且适应性差。从温暖的环境突然进入寒冷环境时，急剧的降温会使自律神经系统瞬间发生紊乱。反之亦然。

例如，夏天从骄阳似火的室外进入清凉舒适的空调房间，刚一进来感觉上可能是神清气爽，但实际上，自律神经系统已经发生紊乱，身心状态也开始逐渐恶化。

这种情况下，需要在汗液蒸发后身体降温之前找一件衣服披上，防止体温下降得过快。

冬天也会发生类似的情形。例如中午去公司对面的餐厅吃饭，或者去旁边的便利店买点东西，因为离得太近，有些人常常不穿外套就冲出去了。因此冬天的中午经常能看到衣衫单薄、蜷缩着胳膊、冻得嘶嘶哈哈地在大街上飞奔的年轻人。

也许有人认为，在室外的时间不过那么几分钟，忍一忍没什么大不了的。殊不知，这才是极大的谬论。**因为即使在室外只待了3～4分钟，由此造成的自律神经系统紊乱却是3～4小时都不一定能恢复的。**

也就是说，中午吃饭时因为冻了几分钟导致自律神经系统紊乱，其后果是整整一下午都难以达到最佳工作状态。

很多人觉得夏天在空调房间披件衣服或者冬天稍微出去一下就要穿外套是非常麻烦的，尤其是对于青年男性来说。不过，这些细微之处确实对身心状态的调节起着巨大的作用。

虽然不同的行业有不同的工作环境，但无论在哪里工作，都希望大家在力所能及的范围内对自己的体温加以呵护，争取不要让体温的变化成为身体上的负担。

切记，降暑防寒都要趁早！因为当感觉神经系统感知到冷暖变化的时候，自律神经系统早已受到影响，即使能亡羊补牢，也是得不偿失的。

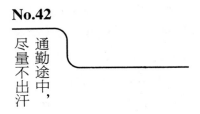

No.42

通勤途中，尽量不出汗

上一节已经讲到，我们需要谨慎对待体温的变化。同样，**在通勤的途中尽量不要出汗也**是一件值得注意的事情。

一般早晨上班高峰期间交通压力都比较大，电车上也是拥挤不堪，这种通勤状况足以扰乱我们原本稳定的自律神经系统。就好像是一早起来首先要经历一场通勤路途中的折磨，身心状态被推挤得乱七八糟，然后才能开始一天的工作。

尽管我们不喜欢这种模式，但是多数人的上班时间比较集中，是很难避开早高峰的。所以，我们可以花些心思尽力减少这种压力。对此，我的一个建议是尽量不要让自己在通勤路上出汗。

例如冬天乘坐电车上班，虽然室外寒冷，车厢内却很温暖，这时候可以在大衣里面穿一件 T 恤，方便在电车上脱掉大衣。如果从家到车站、从车站到公司的距离不是特别远，这种方法是非常实用的。

如果觉得 T 恤不合时节，也可以穿一件轻薄的外套，总之，只要是轻便舒适的休闲款衣服就可以。到了公司之后，再按照我们第一章提到的穿西服、系领带的方法继续进行整理。

听起来很麻烦，其实只是举手之劳。况且这些小细节对我们调整身心状态、提高工作效率有莫大的帮助。

除此之外，还建议大家不要在通勤路上携带过重的东西。前面已经强调了很多关于如何整理随身物品的内容，这里不再赘述。**记住，携带重行李不但会导致身体疲劳乏累，而且会给心理状态带来压力。**

不过，针对护士、销售等人员，由于工作需要不得不随身携带大量的资料，这就需要下一番功夫了。能不带纸质版的就不带，能电子化的就尽量用平板存储……总而言之，一切从便、从简。

No.43

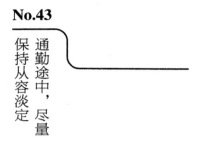

通勤途中，尽量保持从容淡定

　　早晨上班高峰期，在电车关门的瞬间猛冲进车厢的身影随处可见。对于他们而言，如果没能赶上这趟列车，很可能就会迟到。

　　既然这样，提前5分钟从家出发不就好了[1]？

　　可是又有人说了："早上起不来啊，哪怕只有5分钟也想多睡一会儿！""我还要倒车啊，如果现在不着急，下趟车可要多等十几分钟呢！"……反正他们有各种理由来反驳。

　　确实，这些理由都是可以理解的。

　　但我更希望大家能够认识到，**通勤路上的一段小慌张（也包含焦急、不安的情绪）足以瞬间打乱自律神经**

　　1　备注：日本电车根据运行速度和停靠站数量的不同可以分为普通、快速、急行、特急等若干类别。所有列车在某一特定车站的停发时间固定且可查，但不同类别、不同时间段、不同运营公司、不同站台的电车发车间隔各不相同。因此如果错过一班电车，可能需要很长时间才能等到下一班。

系统的平衡节奏，接下来的工作状态也会因此受到严重影响。

所以，为了争取在到达公司以后能够以最良好的心态投入工作，通勤途中一定要确保自始至终都从容淡定。

首先，平缓的步伐不仅会防止出汗，而且均匀的呼吸本身就有助于自律神经系统的调节；另外，从容淡定的心态还可以适当地刺激副交感神经兴奋，使人更加沉着冷静、注意力更加集中。

如果你恰好是一个经常着急赶电车的上班族，那么请从下次开始尝试去坐更早一班的列车。这样一来，无论是在从家到车站的路程，车站换乘的路程，还是从车站到公司的路程当中，都可以从容淡定地走下去了。相应地，当天上午的工作效率自然会明显提高。

早晨的 5 分钟，可以选择用来睡觉赖床，也可以选择用来调节当天的身心状态。不用说，后者的价值要高出很多！

No.44

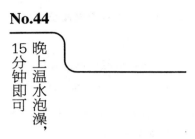

晚上温水泡澡，15分钟即可

晚上睡觉前泡澡是一种有效的养生方式，既可以辅助体内自律神经系统的调节，又有助于消除一天积累的疲惫。注意，我这里说的是泡澡，而不是淋浴。

然而，**很多人可能并不知道正确的泡澡方式，不知道如何通过泡澡来促进身心调节。**多数人只是单纯地将身体浸入浴池中，如参加耐力比赛一样，认为泡的时间越长越好。事实上，这种方式并不科学。

借此机会，我来和大家分享一下正确的泡澡方法。

首先，将水温调至39~40度，温水即可。用胳膊撩水沾湿全身后再慢慢地浸入浴池。

正如前面章节中指出的，**自律神经系统对温度的变化敏感而又脆弱，所以一定要注意水温不宜过高，且须等身体逐渐适应后再慢慢浸入。**

然后，泡5分钟全身浴。头部分布着很多支配自律神经系统的感觉神经，所以最好将头部也适当浸泡以促进体内自我调节。

接下来，再进行 10 分钟半身浴。常听人说泡会儿半身浴再出浴池就不会觉得那么冷了，事实也确实如此。因为相对于泡完全身浴直接从浴池中出来，半身浴可以使身体处于水温和室温的中间温度，降低了温差对自律神经系统的影响。所以，一定要认真对待半身浴。

不过，如果半身浴泡的时间过长，好不容易放松下来的身体又会再次紧张起来（随着体温的下降，交感神经逐渐兴奋），**因此，半身浴应控制在 10 分钟左右为宜**。

声明一下，这里所说的"5 分钟全身浴，10 分钟半身浴"是针对我自己的最佳时间。大家可以根据个人的身体素质探寻最适合自己的时间分配方式。

No.45

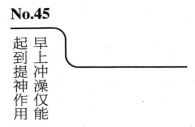

早上冲澡仅能起到提神作用

　　据我所知，很多人都有早上起床后冲澡的习惯。那么我们到底应该早上起床后冲澡，还是晚上睡觉前泡澡呢？

　　通过上一节的分析，相信大家应该很清楚了，我更倾向于选择后者。**因为早上冲澡除了能够起到醒脑提神的作用外，对于身心状态的调节几乎没有任何好处。**

　　通常情况下，人体在睡眠状态时副交感神经处于主导地位，身体也处于休息模式。第二天起床后，交感神经逐渐兴奋，慢慢地将身体带入活动模式。然而，如果晚上没能休息好，起床后仍然感到身心乏累、四肢慵懒的话，交感神经就无法充分活跃起来，身体也不能顺利进入活动模式。通俗来说，就是"没醒盹儿"。

　　如果在这种状态下去冲个澡，交感神经受刺激会迅速兴奋，整个人也会立刻变得清醒——这确实是冲澡起到的积极作用。

不过，大家一定要格外注意，**想要利用早晨冲澡的这一功效，切记要以"身体状况很好，只是没醒盹儿"为前提**。如果身体出现任何不适，如胸闷、恶心、头痛、关节痛、感冒等，一定不要在早晨冲澡，否则只会使不良症状进一步恶化。

除此之外，冬天冲澡之后还容易引发感冒。所以有早晨起床后淋浴习惯的朋友们需要注意，一定要搞明白注意事项，权衡利弊，合理地进行取舍。

No.46

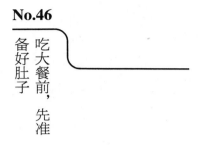

吃大餐前，先准备好肚子

大家都知道，要想调整好身体状况，切忌暴饮暴食。

然而在现实生活中，我们又需要适当地参加聚餐活动，而且每当吃自助、吃烤肉的时候，一不小心就会吃撑……

其实，调整身体状况并不等同于减肥节食。即使是顶级运动选手在参加奥林匹克比赛前也没必要对饮食进行节制。当然，那是不可能的。

对此，我给大家的建议是——**吃大餐前，先准备好肚子**。

具体来说，就是当有人约你晚上去参加聚餐，或者计划和朋友一起去吃烤肉的时候，当天中午就适当少吃一些，为晚上的大餐提前做准备。

吃饭是这样，喝酒也是如此。在参加酒会之前，应该根据自己当时的身体状况提前规定好自己当晚喝酒量的上限。

总而言之，身体的调整需要有计划地进行。如果不事先做好准备，而是完完全全地被当场的氛围带动，就太容易吃多喝多了，最终只能当天活受罪，第二天干后悔。

在这里我想特别强调的是，准备一定要提前。

如果有人前一天晚上吃多了、喝醉了，第二天早饭都没吃，那他肯定是没有事先做好准备。第二天不吃早饭大概也仅仅是因为身体不舒服、没有食欲罢了。

暴饮暴食之后再节食，也不能说完全没效果。不过希望大家践行的不是亡羊补牢，而是未雨绸缪——在吃大餐之前，根据身体需要提前进行调整。

暴饮暴食的负面影响在年轻人身上可能表现得不那么明显，但到了三四十岁以后，自律神经系统变得更加敏感脆弱，因此更应注意有意识地养成良好的饮食习惯。

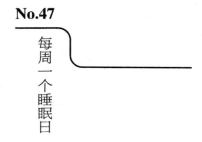

No.47

每周一个睡眠日

　　说起身心状态的调整，睡眠也是一个不容忽视的重要因素。

　　如果晚上睡眠质量不好或者睡眠时间不够，身体就难以在副交感神经系统高度活跃的状态下迎接次日的清晨。

　　前文已经提到，人体在睡眠状态下副交感神经系统处于主导地位，早晨起床后，交感神经系统兴奋性加强，身体就会逐渐进入活动模式。

　　也就是说，如果睡眠时副交感神经系统无法保持持续活跃的状态，身体就无法彻底进入休息模式，第二天清晨便又直接进入活动模式了。这种情况的后果是，身体疲惫无法消除，起床后仍会感到精疲力尽，而且交感神经系统异常活跃，会引起紧张忐忑、焦虑难安等不良反应。

由此可见，为了确保副交感神经系统晚上能够正常工作，清晨又能与交感神经系统顺利交班轮岗，一定要对睡眠状况给予重视。

一般商务繁忙的人多少都会有慢性睡眠不足综合征，由于长期睡眠不足，身体状况在悄悄恶化，工作表现可能也受到影响。**这样来看，睡眠也可以看作是工作的一部分呢。**

最理想的睡眠状态是每天七个小时。如果不能保**证每天，那么请每周至少抽出一天时间来补充睡眠（最好是工作日），我们称之为"睡眠日"。**

在这一天，停止加班，推掉应酬，早早地回家泡一个温水澡，不看电视，也不玩手机，直接准备睡觉。

像这样有意识地在每周都设定"睡眠日"，久而久之，相关的身体活动模式也会自动地进行重新设定。睡眠模式的改善和更新，对于身体状态的调节也发挥着极其重要的作用。

今夜的反思造就明日的成功

——行为的整理方法

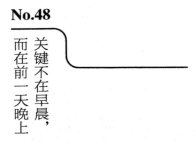

No.48

关键不在早晨，而在前一天晚上

人们通常认为早晨是一天的开始，养成良好的起床习惯，对一整天的状态都会有好处。一天之计在于晨，也许这有一定的道理。

然而在我们医生看来，有件事情比培养早晨的习惯更加重要。

正如前文所述，**如果早晨一起床自律神经系统就处于紊乱状态，那就不要试图改变自己已经形成习惯的行为了，因为这相当困难。**偶尔在某天起床后神清气爽的时候，尝试着改变一下自己尚且可行，但是如果起床后仍然感到疲劳乏力，是根本没有心思和精力去进行改变的。

所以，若想调整自己的日常行为习惯，应该从晚上开始。第一步就是养成良好的睡前习惯。

养成良好的睡前习惯，可以从多方面入手。首先建议大家的是，**一定要做些事情使自己平静下来**。

可以读会儿书、听听轻音乐，或者做些其他自己感兴趣的事情。注意这些事情不应活动量太大，且耗时不宜过长，一般持续 30 分钟左右即可。

其实可以把这些事情当作是特意为睡个好觉而准备的——关上电视，远离手机，不上社交网站也不和谁聊天，一个人静静地享受这 30 分钟的惬意时光。

说起调整行为习惯，其实应该有一连串动态的行为调整。那么，就让我们以睡前这段安静的时间为开端吧！

No.49

回顾一天，在头脑中将失败修复为成功

　　调整行为习惯，首先要安排 30 分钟的睡前静心时间，然后还要安排 5 ~ 10 分钟回顾当天经历的时间。

　　在这 5 ~ 10 分钟里，并不需要一本正经地进行深度反思，只要对一天发生的事情有个大概的回顾就行，以平稳的心态将自己没做好的事情总结出来。

　　接下来是重要的内容了。**对这些没能做好的事情进行分析，找出问题所在，最终在头脑中模拟一遍以理想状态应对同一件事的情形。**

　　举个例子。有一次我在一个小酒馆喝酒，店里的白酒太美味，加之我又经不住店员的频频劝诱，最终喝多了，直到第二天都没能完全恢复过来。

　　那天晚上我就想，如果当时喝完三杯后就开始拒绝店员的劝诱，肯定就不至于喝多了。于是脑海中勾勒着自己一手捂住酒杯口，对店员说"够了，够了"

的场景。

我们就称之为"记忆的修复"吧！

在头脑中清晰地呈现一种成功的情景，并尽量将失败的记忆覆盖，下次再遇到类似事情的时候，会更容易在第一时间做出正确的反应。

这个习惯对于外科医生来说尤其重要。通常外科医生在做手术前会在头脑中进行多次模拟操作。越是优秀的医生就越注重意识模拟，在手术结束后也会找时间反思刚才哪些地方还可以改进。正是经过不断的反思、模拟，他们在手术台上的一举一动才能更加趋于完美。

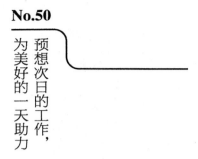

No.50

预想次日的工作，为美好的一天助力

回顾一天的失败并在脑海中以成功模式修复之后，接下来就该预想第二天的大概流程和工作情形了。

因为这也是睡觉之前要做的准备工作，所以不必太较真儿。**只需把大概的内容在头脑中过一遍，稍微做些计划就可以了。**

例如，想想到公司后首先处理什么工作；如果约了人见面，就考虑一下需要准备什么材料、聊什么话题；提前想好午餐后的身体倦怠时间段里收拾什么东西；或者安排一下下班前的空闲时间用来做些什么，等等。

就像这样，将第二天要做的事情简单地计划一下，第二天到来时，事情就能有更加高效、顺利地进行了。

最后，还要决定好第二天要穿的衣服。

　　这也是一件看似无所谓实则不应忽视的事情。**穿着昨天晚上选好的衣服开始今天的工作，会让人产生一种从一开始就按部就班的仪式感。**人们通常对未知的、不可控的事情存在恐惧，反之，当新的一天在自己的计划之中开始的时候，内心则是无比淡定的。自律神经系统有条不紊地调节身心状态，当天的工作效率自然会明显提高。

　　我一直非常重视这个习惯，不仅提前准备好衣服，甚至穿哪双鞋都是前一天就决定好的。

　　个人认为，和早上随便翻出来穿的衣服相比，前一天晚上提前准备好的衣服更容易使人感到喜悦。当然了，衣服本身并没有差别，只是我的心理作用而已。不过重要的是，在喜悦的状态下开始一天的工作，不正是最难得的吗？

No.51

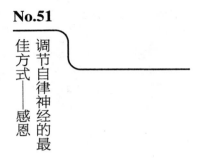

调节自律神经的最佳方式——感恩

关于睡前习惯，最后一个需要注意的便是"学会感恩"！

感恩最好也能仪式化——睡前几分钟端坐在床上，心中默念"感谢今天发生的一切，希望明天也多多关照"。当然，感恩的对象也可以是远方的亲朋好友，或者公司的领导、同事。通常，人在感恩的时候心态是相对平和的，这种心态最有利于体内自律神经系统的调节。

其实，无论是从人性层面还是从道德层面来讲，感恩都是很重要的优秀品质。

不过，本书重点是要教大家如何调整身心状态。从这一方面来看，**感恩是促进自律神经系统调节的最佳方式**。

无论是谁，当他在心中默念"感谢今天发生的一

切"的时候，内心一定无比平静。**舒缓的节奏和均匀的**
呼吸促使交感神经系统兴奋程度降低，副交感神经系统
兴奋程度升高，整个身体会慢慢进入休息模式。顺承着
休息模式进入睡眠状态，睡眠质量自然不会差。

因此，为了保持良好的身心状态，一定要养成睡
前感恩的好习惯。

现在让我们来梳理一下晚上睡前需要养成的习
惯。首先是花 30 分钟时间让自己平静下来；然后开
始回顾自己一天当中的失误，在脑海中植入成功的应
对方式；再预想一下第二天将要发生的事情，准备好
要穿的衣服；最后坐在床上静静地感恩。

所有这些习惯加起来也不过需要 45~50 分钟的
时间，但是做与不做对第二天的工作状态产生的影响
却相差甚远。如果能将这些习惯坚持 3 年、5 年、10
年甚至更长，那么整个生命必然会因此变得更加光彩
夺目。

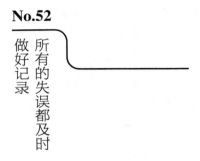

No.52

做好记录　所有的失误都及时

前文已经提到，要养成晚上回顾当天的失误，并在脑海中进行修复的习惯。

为此，一个基本前提就是要记住当天的失误。

然而，人的大脑不是万能的，一天下来一般只能记住两三件失误的事，而且通常都是令自己感到丢人或恐慌的、情节严重的失误。

这样的话，晚上开始回顾反思的时候就可能会想不起来白天到底发生了哪些失误，自然也无法在意识中注入相应的成功模式。久而久之，前面提到的习惯会渐渐无法进行。

为了避免这种情况，在失误发生时就应及时做好记录。

这里说的"失误"，包括所有自己不满意的大事、小事。

　　例如，"和客户开会时手机没有静音，铃声响了""准备付款时发现钱不够""早上错过了一班电车导致整段通勤路程中都是着急忙慌的""难得去购物，却忘买了一样东西""和同事吃饭时说话太多了"等等，只要是稍微令自己感到不满意的事情，都应该尽快记录下来。

　　细小的失误是指那些虽然不尽如人意但尚不至于引发严重后果，同时又很容易遗忘的事情。将细小的失误做好记录，有助于晚上进行自我反思和改进。

　　如果一个人能在意识中为所有细微的失误都灌输进成功模式，那么他的行为举止一定越来越接近完美。

　　所以，尽情地去记录一切过失吧！

No.53

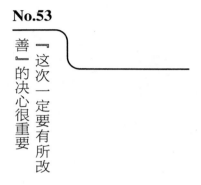

『这次一定要有所改善』的决心很重要

　　我们刚刚说过，对待一天当中的失误，要养成及时记录、回顾反思、设想改进的好习惯。

　　然而亲自尝试之后可能会发现，再次遇到类似情境时，其实很容易在不知不觉中又陷入原来的失误模式中。

　　举个例子，假设你第一天由于某种原因将一件需要紧急打电话处理的事情拖延了，晚上反思之后认识到了错误，也在脑海中准备好了下次遇到这种情况时的应对方案。

　　恰好，第二天又有一件事情需要尽快打电话处理。同样的情景再次出现，这无疑是彻底改变过去坏习惯的最佳时机。

　　此时，你需要在脑海中浮现出这样的念头——以前总是爱拖延，这次一定要尽快处理！

　　能够感受到自己想要进行改变的决心是非常重要

的。如果平时有随手乱扔文件的习惯，那就告诉自己从这次开始要整理好后放入文件夹；如果以前去便利店都买含糖的碳酸饮料，这次就尝试一下买纯净水喝；如果自己经常不假思索就接受同事朋友的酒会邀请，那么这次一定要三思之后再做决定。

此外，不断的重复和持久的坚持也十分重要。

要想改善行为方式、提高处事能力，只能在不断地重复中寻求进步——**不断地将昨天的失败揪出来进行透彻的剖析，并时刻准备好积极的应对方式。仅此而已！**

读到这里你也许会明白，其实人与人之间处事的差距恰恰由此产生——有的人能认识到问题并改正问题，而有的人却只会继续毫无意识地坚持自己的错误习惯。

No.54

将需要改进的地方全部列出，并进行评分

　　前一节讲了能够意识到自己需要改进十分重要，因为每天改进一小步，长此以往，人生就能前进一大步。

　　针对这种意识和行动，还需要给大家提两个建议。

　　第一，将自己需要修正的内容列出来。包括自己不满意的地方、寻求改变的意识和信念、最理想的应对方式，等等。**简单来说，就是将自己的优缺点都一一罗列出来。**

　　例如，常对别人说三道四、好攀比、性格偏执、控制不住地吃甜食、喜欢在公司后辈面前夸夸其谈、会场上胆怯地一言未发等，认真想想，肯定有不少呢。

　　将这些需要进行修正的地方罗列出来后，**它们就以一种可视化的形态存在，也更容易在意识中形成印象。**

　　第二，给自己一天的表现评分。

晚上睡觉前，回顾一天发生的事情，如果今天没有说别人的坏话，可以加分；如果午餐之后没控制住自己，喝了一杯加糖咖啡，则应减分。满分可以设为5分，酌情加减，每周进行一次汇总。

当然了，人的行为习惯并不是简单地说改变就能改变的。所以也可能有"一天整天都表现极差"或"最终只得了0.5分甚至0分"的时候。

尽管如此，还是要坚持自我反省、自我评分的习惯。

有些人对这个习惯坚持不下去，渐渐地便无法顺利地坚持对失误进行修正的习惯了。相反，如果能够长期坚持进行自我反省和评分，个人行为一定会有很大的改进。

No.55

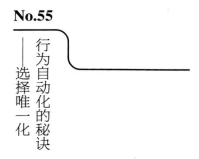

—— 选择唯一化

行为自动化的秘诀

　　本书多次提出要尽量使各项行为自然而然地承接
起来。

　　因为当大脑开始思考下一步该怎么办的时候，身
心压力会随之而生，好不容易形成的平衡状态又会出
现波动。

　　几乎所有优秀的人都有一个共同点——严肃谨慎
地对待值得花费心思的问题，尽量排除和减少没有思
考价值的问题。

　　对于如何减少没有思考价值的问题，其中一个简
单而又实用的方法是：**选择唯一化**。

　　例如外出办完事后返回公司，提前决定好接下来
要做的事情。可以是给某人发邮件或者其他，关键在
于，只决定一件要做的事。如果早早地计划好三四件
事，有可能做着做着就忘记了。假设最后记得有四件

事情要做，但具体做什么却想不起来，那岂不是白白地增加身心压力吗？

也许有人会反驳："为了防止中途忘记，列个计划表记录一下不就好了？"根据我的经验，列表记录的方法也是有缺陷的。

首先，如果将要做的事情列表记录下来，列表本身就成了一项任务——列不完就不安心。

其次，在核对自己的计划表时，如果其中一部分已经完成，那就只能从未完成的部分再进行筛选。而针对未完成的事项，某些人又会开始纠结该先做什么再做什么，因此还需要花心思再次进行筛选排列。

由此可见，这种方法并不省时省事。

要想使行为变得自动化，应该将选择唯一化。不用再考虑其他，选择唯一化才是最行之有效的方法。

No.56

回家后立即进入选择唯一化模式

当把"行为自动化、选择唯一化"的模式长期践行并形成习惯之后，偶尔忘记提前确定下一步要做的事情时，反倒会觉得不对劲儿。例如，某天吃完午饭回到座位上后没想好要做什么，可能就会产生某种缺失感。

当这种习惯成为一种极其自然的生活方式时，你的行为表现和办事效率必然会有质的飞跃。

在去公司的路上，无论是步行、乘电车还是打**车，都可以在途中集中精力思考下一步要做什么，最终锁定一件事情。**

等到了目的地，就可以无须任何考虑、条件反射一般地开始处理刚刚选定的事情。就像各项行为被自动化处理了一样。

行为习惯没有职场和家庭的区分，所以我每天回家后也继续保持"选择唯一化"的模式。假设第二天工作需要签章，我便会在回来的路上做好计划——回家后首先要做的就是把人名章放到公文包里。

在我的头脑中，回家后要做的事情只有这一件，所以进屋以后，换衣服之前，当然会首先把人名章找出来放进包里。

人的思维是非常奇特的，往往在完成一件事情之后，又会自然而然地发现另外一件与之相关的事情。装好印章之后可能想到还需要其他东西，于是就开始整理第二天要用的其他物品。这样一来，几个任务就一起完成了。

我想表达的最主要的观点是，要使"行为自动化、选择唯一化"习以为常，直至使其成为一种再自然不过的生活状态。想象有一天你毫无计划地回家后，什么都不想做，一头扎进床上开始休息……这种状态其实是十分危险的。

所以我们一定要有意识地认真践行"行为自动化、选择唯一化"的法则，直至达到每当无所事事时就会浑身不自在的程度才行！

No.57

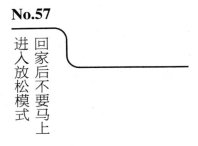

回家后不要马上进入放松模式

想象这样一个场景：结束了一天的工作之后，回到家中，放下背包，脱掉外衣，扑通一声就瘫在沙发上。

虽然很多人都有过这样的状态，**但从人体的生理机制来看，这种放松身体的方式并不正确。**

前面已经说过，自律神经系统对温度的变化十分敏感而且适应性弱。无论是在炎热的夏天还是在寒冷的冬季，由于室内外温差较大，刚进家门的时候，身体需要经历一个温度、湿度等环境因素发生骤然变化的瞬间。

在这一瞬间，自律神经系统一定会发生紊乱。通常是交感神经猛然变得活跃，身体处于一种异常的紧张状态。如果在这种身体状态下直接慵懒地横躺在沙发上，自律神经系统得不到调节，即使内心十分渴望休息，身体也难以真正地进入休息模式。

这时，选择唯一化模式就该发挥作用了。

如果事先计划好回来后要做的一件事情，到家后就能不假思索地去完成。下班回家后进行缓和的肢体活动，可以对身体尽快适应新环境（家中环境）起到重要的促进作用。

随着身体对新环境的逐渐适应，完成了选定的唯一事情之后，就可以穿上舒适的睡衣，坐在沙发上休息了。这时，身体会缓缓进入真正的放松状态。

相反，如果拖着疲惫的身躯回家后，迫不及待地就躺在沙发，则很可能会越休息越累，最终什么都不想做。

通常，很多人错误地以为这是因为劳累过度，其实并非如此，而是进入休息模式的方法有问题。所以越是感到疲惫的时候，就越要注意用正确的方式放松身体。

No.58

关注自己的行为有助于调节身心状况

　　所谓身心调节就是当自己感到身体不适、状态不佳的时候，立刻采取措施进行相应的调整，使眼下的消极状态转化为积极状态。

　　具体的调节方式有很多，例如前面提到的喝一杯水、收拾物品、慢跑、深呼吸等。

　　不过，身心调节有一个非常重要的前提，就是要清楚地意识到自己现在到底处于什么状态。

　　有不少人对自己当下的状态是缺少认知的。不到"四肢乏力""累到无法集中注意力"的程度根本意识不到身体已经存在问题了。

　　对此，我给出的建议是：通过各种各样的行为举止，观察自己的身心状况。

　　例如，早晨刷牙的时候，注意观察自己到底是不紧不慢从容地刷，还是急急忙忙快速地刷呢？不同的行为反映出的是不同的身心状态。

当意识到自己的行为稍微透露出焦虑、慌张等不良情绪倾向时，就暗示着身心状态开始逐渐失衡。**这时就需要喝杯水或者做做深呼吸，尽快改善自己的状态**。

无论是步行到车站时速度的快慢，还是换衣服时心情的好坏，或者是上下班时在电车上感受到的压力大小等，从日常生活中的一件件小事都可以推测出自己当时的身心状态。

所以我们应该时刻关注自己的行为，随时调整身心状况。做与不做，人生必然会因此产生巨大的差别。

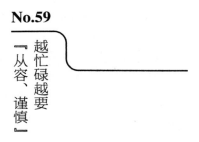

No.59

越忙碌越要"从容、谨慎"

一般来讲，人在自律神经系统紊乱的状态下，行为会变得慌忙而又杂乱。

比如正当你忙得焦头烂额的时候，有人过来让你帮忙整理资料，你很可能就会放下手头的工作暂且应付式地开始帮他整理。

虽然手上在帮忙做，心里却充满了不满："真是麻烦！越忙呢，还得做这种费事的工作……"在这种状态下，字迹容易变得凌乱，失误率、漏查率也可能会增加。

我曾经也是遇到点事就手忙脚乱的类型，因此对这些状况十分清楚。

在此，我想提醒大家注意的是，**着急忙慌地处理工作不利于自律神经系统的调节，只会使身心状态更趋崩溃**。

因为在忙碌、着急的情况下，人体自律神经系统本来就已经紊乱，如果不能及时进行调整，任由不良状态继续蔓延，工作效率和工作质量都会随之降低。

大家想想看，是不是越着急忙碌的时候，就越应该集中注意力、提高工作质量和工作效率？

所以，以"从容、谨慎"的心态投入工作十分重要。 通过有意识地在工作中展现"从容、谨慎"的态度，身心状况也会得到相应的调整。

所以，不要管那么多，只要努力尝试"从容、谨慎"地工作就好了。

相反，那些经常忙得焦头烂额、慌张无措的人充其量只能算三流的工作水平，又或许他们只是想让自己看上去显得忙碌而已。

No.60

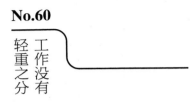

工作没有
轻重之分

　　我们常说，工作有轻重缓急之分，而且有不少书刊文章专门讲述如何将工作进行分类。确实，从处理工作的先后顺序来看，分类是很有必要的。先做什么再做什么，做好计划才能有条不紊。

　　但是从本质上来讲，工作是没有孰轻孰重的区分的。

　　还是以外科医生的工作为例，你能说癌症的手术至关重要，阑尾炎的手术就无足重轻吗？显然不能。

　　我体验过各种各样的工作。做本职工作时为患者提供咨询、诊断、治疗，同时也搞搞研究、写写论文、做做学术，偶尔也整理整理前辈们留下来的资料，甚至曾经为别人端茶倒水。

　　通过这些不同的体验，我最大的感触就是，**没有任何一份工作是不重要的。**

　　即便是为人端茶倒水也有很多事情需要考虑：什

么样的茶更受欢迎？泡好茶的关键是什么？上茶的最佳时机是什么时候？诸如此类。正如那句老话所说，无论做什么，学无止境。

相反，可能会有人对端茶倒水的工作不屑一顾，觉得这不是自己该做的，或者认为这些事情徒劳无益，再或者干脆敷衍了事……这样的人，无论做什么工作都很难成为真正意义上的一流人才。

多数人在从事各自工作的过程中都会感受到这份工作的价值所在。然而，一个人越是在从事一件看上去并不那么重要的工作时，他本人价值的高低越能体现得淋漓尽致。

No.61

做事之前先明确目的

　　前一节讲的是"工作没有轻重之分"，本节内容仍然与之相关，即**做事之前一定要明确目的，想好到底为什么而做**。

　　同样是沏茶这件事，假设一个人仅仅是盲目地听从领导的吩咐，另一个人是明确了自己的目的之后积极主动地去完成，那么这两个人的工作效率肯定有很大的差别。

　　那么，你好好考虑过自己为什么去端茶倒水吗？

　　可能是为了博得对方的喜欢，也可能是为了使客人能够心情舒畅地把会开完，还可能是为了让对方暖暖身子或者是去去暑……总之，沏茶虽然只是一件小事，但也可以呈现各种各样的价值。而且，一旦这种价值开始变得清晰，目的变得明确，工作方式也会发生相应的调整。

当然，工作并不局限于沏茶倒水。整理资料也好，参加会议也好，甚至去参加酒会……都是同样的道理。

如果你觉得眼下的事情无聊、没有意义、没精力去完成的话，那么很可能是因为你还没有深刻地理解到做这件事情的真正目的和价值。

我通过切身实践得出结论，没有任何一份工作是毫无价值的。也许这件事情对于你来说并没有特殊之处，但对于某些人来说，肯定是有某种意义的。

因此，对待所有工作，在开始之前都应慎重考虑自己接受这份工的真正目的是什么。一旦清楚了自己的动机，工作积极性就会有所提高，各项行为也会变得更加高效和完美。

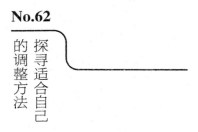

No.62

探寻适合自己
的调整方法

在本章的最后，我们再来讲述一些调节精神状态的方法。

首先，希望大家能够认识到，人的注意力不是保持不变的。一般最长持续90度分钟以后，注意力就会明显下降。在注意力大幅度下降之前，一定要注意提前休息，从而达到调节身心状况的目的。

其实，最好的休息频率是每小时一次。

具体的休息调整方法有很多种，大家可以因人而异地摸索最适合自己的方式。

例如，对于长时间伏案工作的人来说，最好的休息方式就是"活动"。长时间保持同一姿势容易导致血流不畅，这时候，可以去走走楼梯、上个厕所、简单跑跑步等。总之，活动活动筋骨对于身心状态的调节具有十分明显的效果。

另外已有实验证明，人在听自己喜欢的音乐时副交感神经系统会变得活跃，身体能够得到很好的放松。因此，闭上眼睛，放一首自己喜欢的歌曲，边听边休息，也是一种十分惬意的放松方式。其实，即使不听音乐，单是把眼睛闭上之后放空大脑（即冥想）也可以起到调整身心的作用。

这么多种方法，大家一定要找机会尝试一下。特别是冥想，只需要闭上眼睛 1~2 分钟即可完成，在任何工作环境中应该都能实现。

着重强调一下，这里说的调整休息并不是为了缓解疲劳，而是为了调节身心状态而进行的计划性的休息。这种意识十分重要。

另外提醒大家，调整休息也需要践行"行为自动化、选择唯一化"的准则。

也就是需要提前选定一件休息之后要做的事情，这样"工作→休息→再工作"三个环节就会十分自然地衔接起来，身心状态也能够平稳缓和地调整变化。

第六章

正确对待压力

——心理的整理方法

No.63

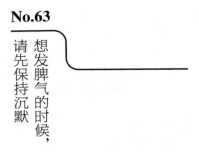

想发脾气的时候，请先保持沉默

无论是工作还是生活当中，每个人都有怒不可遏的时候。

我想提醒大家注意的是，愤怒发火会导致自律神经系统紊乱，给身心状态造成极大的负面影响。

一旦自律神经系统紊乱，血液循环会变得不畅通，大脑无法获得充分的氧元素和营养物质，致使冷静的判断能力越来越低，进而反作用于身体，对感情的自我控制产生不利影响。

此外，自律神经系统一旦错乱，没有3~4个小时是恢复不过来的。所以，每次发完脾气后，接下来的一段时间内都不得不在较差的精神状态中度过。

了解了人体的这种生理机制，就明白愤怒发火是件多么没有意义的事情了吧！百害而无一利。

不过话又说回来，发火本来就是内心积压的愤怒情绪瞬间自动爆发的过程，很难受意识支配。

对此，我给大家一个建议：当你感觉到自己快要发火的时候，请先闭嘴保持沉默，再慢慢进行深呼吸。请大家一定要熟练应用并形成习惯。

愤怒是一种非常不可思议的情绪，通常在意识到自己"将要发脾气"的瞬间，愤怒情绪会自动减少50％。此时如果再注意到自己应该保持沉默，深吸一口气，愤怒情绪可能会慢慢消失。

所以当自律神经系统出现紊乱的时候，一定要提前做好准备，及时进行调整，防止进一步恶化。

也就是说，当你感到怒火中烧却又无论如何都想跟对方谈谈的时候，不能任凭愤怒情绪当场发泄。此时应该调节好身心状态，稍后选择用更加平稳的心态和有效的方式来解决问题。这才是明智之举。

No.64

焦躁不安的时候要彻底变成「三不猿」

我在情绪焦躁的时候总会想起日光[2]神厩舍上的三只猴子，它们分别用双手捂住眼睛、耳朵和嘴巴，寓意不看、不听也不说。

或许你会觉得这是在自欺欺人，但我却认为日光神社的猴子们在向我们传达一个道理：不扰乱自律神经系统，保持健康平和的身心状态。

举例说明。在电车中遇到蛮横无理的人或者看到有人在向列车员喋喋不休地抱怨时，多数人可能会觉得扫兴：一出门就遇到这种讨厌的人！

再次非常遗憾地告诉你，在产生这种情绪的瞬间，你的自律神经系统又开始紊乱了。

其实这时应该学习日光神社那只双手捂眼的猴

---

1 三不猿：三不猿是日本神厩舍上的常见形象，即三只分别捂住眼睛、耳朵和嘴巴的猴子，意喻不看、不听与不说。

2 日光：地名。位于日本栃木县。

子，告诫自己非礼勿视。

还有，同事们在一起吃饭时可能经常会吐槽这个、八卦那个，这种情况下需要控制自己做到非礼勿听、非礼勿言。

当然了，人们常说"忍字心头一把刀"。对于别人说三道四的言论，有时我也会觉得实在忍无可忍，直想反击回去。但是冷静想想，反击了又有什么好处呢？口舌之战只会滋生多余的麻烦，导致自律神经系统更加紊乱。

再说，即使最后你把对方反驳得哑口无言，也未必有成就感，说不定事后还会为自己言行过激而后悔呢。这又会进一步导致身心状态的崩溃。

因此，我想建议大家同时也告诫自己的是：**当自己焦躁不安的时候要想想日光神社里的猴子们，学习它们"非礼勿视、非礼勿听、非礼勿言"的境界！**

作为自律神经方面的专家，我向大家保证这是一种效果明显的身心状态调整方法。

No.65

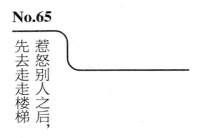

惹怒别人之后，先去走走楼梯，

　　工作中，肯定谁都会有不小心惹怒上司或顾客的时候。

　　遇到这种情况，可能不少人会垂头丧气地回到自己的座位，内心乱作一团却还要装出若无其事的样子，继续自己的工作。

　　从医学角度来讲，这并不是处理问题的好方法。

　　当"因惹怒别人而情绪低落"的时候，自律神经系统发生紊乱，身体状况也会随之恶化。在这种状态下，即使强迫自己工作，效率也不会多高，甚至会引发一些不必要的失误。这时需要劝说自己做点其他事情转换一下情绪。如果任由自己的负面情绪愈演愈烈，结果是很令人担忧的。

　　那么该如何转换情绪呢？**以上虽然是精神上的问题，但却不能只依靠精神方法来解决**。

　　针对这种情况，最好的办法是先调整身体状态。前文已经提到过，在"心态、技能、身体"三要素中，首先需要整理的不是心态，而是身体。

　　"因惹怒了别人而情绪低落"或"因遇到烦心事而精力无法集中"时，什么都不要想，马上离开座位，到楼道里去，来回走台阶。

　　通过肢体运动，体内血液循环会有所改善。通过强度适中的、有节奏感的上下台阶运动，副交感神经的活跃性增强，有助于调节自律神经系统平衡。

　　所以，当遇到不知道该如何弥补过失、如何向客户道歉、如何在下一步工作中扭转局面等情况时，可以先把恼人的问题放一放，出去活动活动，等身体状态恢复之后再回来处理。因为良好的身心状态可以促进思维的活跃、缜密程度，有助于快捷、高效地解决问题。

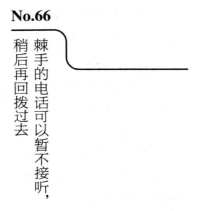

No.66

棘手的电话可以暂不接听，稍后再回拨过去

现在的手机都有来电显示功能，电话铃一响立刻就能看到是谁打来的。

那你有没有遇到过在手机铃声响起后看到来电人的瞬间整个人就不好了的情况？也许这是个难缠的人，也许你知道他要谈棘手的事，总之让人不舒服。遇到这种电话，干脆不接好了，过一会儿再给他回拨过去。

写到这里相信大家都知道我接下来要说什么了。在你看到来电显示后整个人都变得不好的瞬间，自律神经系统开始紊乱，身心状态也出现波动。

从医学角度来看，这种情况下即使硬着头皮接听了电话，也很难顺利、高效地与对方进行交流沟通。

因此，越是给你带来压力的电话越不要着急接听。最好先喝杯水，做做深呼吸，调整好自己的精神状态后再给对方回拨过去。**无须考虑对方什么时间接听方便，只要考虑自己的状态是否适合和他聊就好了**。

说起来，事先决定好电话打进来时该不该马上接听也是非常重要的，特别是在工作以外的时间。无论是在晚上下班后和朋友吃饭的时候，还是在和人讨论某些重要事情的时候，不管是哪一个，如果手机铃响起后立刻拿出来接听，聊得正起劲儿的话题就会被迫中断。

其实接电话这件事情本身并没有任何问题，只是对待所有来电都不管大事小情、不分场合状况地立刻接听，实在无法令人赞同。

在下班后和人交谈的时候，我也有自己的接电话规则：患者的来电全部立刻接听，除去重要的事情和不能失礼对待的人，其他的电话一律稍后回拨。

像这样提前定好规矩、形成习惯，就能省去很多麻烦。

No.67

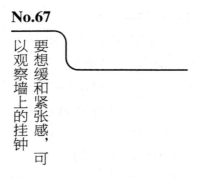

要想缓和紧张感，可以观察墙上的挂钟

"自己会因为某些原因感到过度紧张和焦虑，如何才能解决呢？"经常有患者向我咨询这类问题。

所谓紧张，其实是身体为了应对某件即将发生的事情而进行的预先准备，因此本质上并不算是负面情绪。或者说，适度的紧张感是很有必要的。

然而，当这种情绪上升为"过度紧张"甚至"焦虑"的时候，肯定是不利于身心发展的。下面我来给大家分享一个有效的应对方法。

针对运动员，我经常给出的建议是：**进入会场后，仔细观察里面的挂钟，记住它的形状、品牌等信息。**

也许你会纳闷儿：这个无厘头的建议和消除紧张感有什么关系啊？其实，人之所以会紧张过度，说到底不过是因为他将精力过分地集中到某一件事情，思维和视野变得狭隘了。

因此，最好的缓解方法就是放松，控制自己尽量不要再想这件事。

放松，说起来容易，做起来却难上加难。实验表明，人即使是在头脑放空的状态，也会产生各种各样的不安情绪。所以，为了消除紧张和不安，说什么"不要想这些事情了"，其实是最难办到也最没有效果的方法。

那该怎么办呢？强迫自己做其他事情！例如刚才说的观察会场的挂钟，记住它们的形状和品牌，等等。这样的话，注意力被迫转移，精神就会相应地放松一些。

类似地，运动员开始比赛前进行热身运动，其实也是通过肢体活动强迫自己将部分注意力转移到这些既定的动作上，从而消除比赛带来的过度紧张和不安情绪。

这个方法简单方便又有效，强烈推荐大家有机会试试。

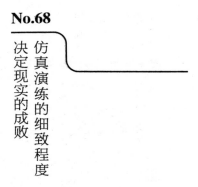

No.68

仿真演练的细致程度决定现实的成败

我们常说未雨绸缪，就是要事先做好准备，争取以最好的状态面对即将发生的事情。这也有助于消除紧张情绪。

无论是当众演讲还是电视演出，无论是发表讲话还是进行手术，我认为，**准备的完备程度直接影响了现实的成功与否**。

演练 10 次可以获得 10 次的自信，演练 100 次就能获得 100 次的自信。这是不可否认的事实。

不过，我说的演练并不是指在头脑中走马观花似的随意过一遍，而是要尽量完备地模仿真实场景，把所有的流程都列出来，用真实的嗓音练习发声。

相信很多人都有过体会，停留在头脑中的练习往往与现实差距较大。因为脑海中只有一个大概的流程，不确定因素又太多，难免会忽视很多潜在的问题，最终导致盲目乐观，无法准确地把握事情进展。

而仿真演练则截然不同。通过罗列当场所有的流程和计划，并充分准备所有可能遇到的提问，自己的不足之处就很容易暴露出来；尽情地放开嗓音练习演讲，更容易发现哪个地方写得不够连贯，哪个音发得不够标准。

那么仿真演练需要做到什么程度呢？直到其细致程度能令周围人瞠目结舌就可以了。

凡事豫则立，不豫则废。当你把能想到的情形都反复预演并觉得没问题之后，即使当场发生一些预想之外的问题，也容易从容应对。

No.69

心中放一个"盛装忧虑的专用箱"

在日常生活中，每个人都会时不时地遇到一些令人担忧的事情。

工作中出现某些问题后给客户发了邮件，对方会有什么样的反应呢……

好朋友去医院检查身体了，不知道结果怎样……

儿女们升学考试的日子快到了，他们准备得还好吧……

诸如此类，生活工作中的忧心事总是层出不穷。

从内心为某件事情担忧的瞬间开始，身心状态就打破平衡、逐渐恶化了。最终自己无法将100%的精力投入到工作中，当天的效率大受影响……

因为担忧焦虑而无法安心工作，白白浪费时间实在是可惜。对此，我建议大家**在心中放一个盛装忧心事的专用箱**。

其实就是假想自己心里有一个箱子，箱子里面存放着各种令人担忧的事情，箱子外面上着锁。为了实现自我调控，工作时，**心中的专用箱紧锁着，工作不结束，箱子就不能开**。

当然，这只是一种基于现实生活的想象。无论想象得多么轻松，心中的忧心事也无法自动消失。

其实人体很奇怪，一旦自己在心中规范了对于某些问题的处理方法，自律神经系统就会尽力形成相应的应对模式，令人多少变得安心一些。所以我们一旦决定给心中的箱子上锁，意识就会多多少少避开那些忧心事了。

用这个方法，虽然不能期待 100% 地正常发挥，但也可以期待发挥出正常水平的 70%~80%。如果平时什么都不做，对忧愁的事情听之任之，就只能发挥出 30%~40% 的能力水平了。因此，在意识当中将忧心的事情进行单独管理也是具有重要意义的。

No.70

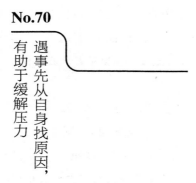

遇事先从自身找原因，有助于缓解压力

无论是谁，生活工作中多少都会有压力。

学会如何应对压力是调节身心状态的一个十分重要的方面。产生压力的因素有很多，例如难缠的客户、棘手的工作……如果能够避开这些人和事，自然是再好不过的了。

然而事实上，很多事情是躲不掉的，该承受的压力迟早要承受，一点都不会减少。

也许有人说："既然躲不掉，那我不去考虑它总可以吧！"其实，这也是一种逃避，并非上策。因为你再怎么装作若无其事，存在的问题仍然需要解决，发生的事情已经在你脑海中留下印象。

因此，不要幻想着逃避了！静下心来直面压力、消除压力才是最现实的。

那么问题来了，造成压力的根本原因是什么呢？

如果冷静下来仔细分析就会发现，十有八九的压力都来源于自身。

假设烦人的领导和啰唆的客户让你感到很不爽，不要抱怨，因为决定在这公司并继续做这份工作的是你自己；即使每天被自己不喜欢的工作压得喘不过气来也怪不得别人，因为当初选择接受它的也是你自己。

当然，我并不是说你做了什么错事，也完全没有责备的意思，希望大家不要误会。只是，**能够认识到压力都是因自己而生，并且能够接受这些压力，心里就能轻松不少**。

重要的是这种心态！

一般情况下，我们在对别人有不满情绪的时候，自律神经就会紊乱；而当认识到自己也有问题的时候，则会逐渐恢复平静，并开始进行理性思考。

No.71

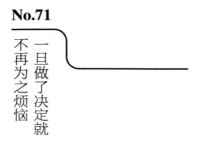

一旦做了决定就
不再为之烦恼

想象这样一个场景：在你忙得不可开交的时候，领导想要交给你一件非常麻烦的工作，而你又是一个不太善于拒绝的人，所以就接受了。

然而正在这时，你发现坐在旁边的同事似乎清闲得很，于是你内心开始愤愤不平——干吗非得把工作交给我啊？这儿明明有闲着的人！

估计大家都经历过类似的情形吧。

这种情况下，最不可取态度的就是自己一直对此耿耿于怀。"我为什么要接受这份工作啊？""领导为什么总把工作安排给我啊？""那个家伙明明那么闲！"

你一旦下定决心要接受领导的委托，那就应该找准目标勇往直前地做。做完了决定再思前想后不会有任何益处。

其实，类似的情形在生活中也随处可见。例如，选择用方法 A 还是方法 B 好？到底要不要离职？应该周末加班还是留到下周再做？今天要不要加班？晚上要不要参加同事酒会聚餐？诸如此类。

在做决定之前，确实应该全面分析、深思熟虑。

可是一旦做了决定，就应该毫不犹豫地勇往直前。如果在做了决定后仍然瞻前顾后，最终只会导致自律神经系统紊乱、工作效率降低。退一步讲，即使事后证明你当时做的决定不是自己最满意的，也可以按照前文讲述的方式将这件事记录下来，晚上反思当天失误的时候再在脑海中为其注入成功的意识模式。

No.72

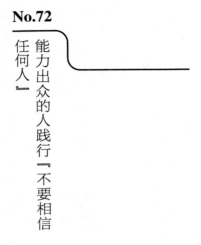

能力出众的人践行"不要相信任何人"

生活中百分之九十的压力来自于人际关系，这句话一点都不假。

另外，你有没有注意到，在人际关系带来的压力当中，几乎全部都是对对方期望值过高而造成的。

假设你对某个同事不太满意，那么，所有这些不满意的情绪不恰恰是希望对方能够变得更加亲和友善、更加符合自己喜好的一种侧面体现吗？

和"期待"意义相近的一个词语叫"信任"。其实，"信任"也是一种让人欢喜让人忧的感情。

如果我在做手术的时候，旁边年轻的助理医师不小心失误了，我就会很生气。生气的原因是什么呢？

并不是因为这个失误本身，而是因为我原本是信任他、期待他能够做好的，然而他并没有。

信任他人、有所期待本是一种人间美德。但是若以调整身心状态、充分发挥个人能力为出发点来看，却并不十分受推崇。并且，略胜一筹的反而是"不要相信任何人"的精神。

从字面意思来看——"不要相信任何人"——乍一看肯定以为这是个无比自负的家伙吧！其实换一种**表达方式，就是在提醒自己要时刻做好承担责任的心理准备。**

哪怕是领导不合自己脾气、哪怕同事只会抱怨、哪怕下属失误不断、哪怕客户毫不讲理……无论何时、何地、遇到何种情况，自己都要对眼下的事情负责。

一旦做好这种心理准备，自律神经系统紊乱、大发雷霆的概率自然会大大降低。

无论做什么事情，最理想的状态肯定都是压力适度、表现最佳。因此，不妨尝试一下"不要相信任何人"。

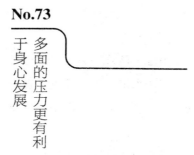

No.73

于身心发展

多面的压力更有利

人生于世，总会面临各种各样的压力，边抗争边妥协地在这个纷杂的社会中艰难地成长。

如果某天让你烦恼的事情只剩下一件，你会不会觉得无比幸运呢？然而事实上，整日只为一件事情烦恼的人，往往是缺乏社会经验的幼稚小儿。

比如说十几岁的高中生整天只知道为恋爱的事情忧心忡忡，"心无旁骛"。如果对方回复信息稍微延迟一些，他们就像看到世界末日似的对人生感到绝望；当遭遇分手的时候，他们又像失去命中注定的伴侣一样，永无休止地悲伤痛苦。

然而稍微有些社会经验的人就会明白，哪有什么人是命中注定的？以后肯定会遇到更加合适的那一位。

处于单一压力下的生活状态，可能和以上差不多，过多的情绪都积压在这一件事情上。而处于多重生活压力下的人，心理承受能力更强，他们则可能觉得这点小事儿根本就不算事儿。

作为自律神经方面的研究专家，我更赞成承受过各种各样的压力之后，将烦恼看作常态的生活方式。

从身体结构方面来说，我们没办法对自律神经本身进行任何锻炼。但是我们可以通过各种各样的生活经历，提高自律神经系统的抗压性和稳定性，使自己不至于因为芝麻大点儿的事情就手足无措、心神不定。

身心调节的理想状态是压力最小化，而不是压力唯一化。和苦苦纠缠于单一的生活压力相比，以豁达的胸襟坦然面对多面的压力更有利于身心的健康发展。

No.74

逐步减少让自己后悔的言行举止

　　无论是谁，肯定都会有为自己的言行举止感到后悔的时候。例如，"如果没说那些话就好了""当时没这么做就好了"，等等。

　　进行自我反省是件好事。像前面提到的，回顾一天当中令人不满意的地方，认真分析，并在脑海中形成成功的模式取而代之。

　　不过仔细想想，这种后悔其实还蕴藏着另一种深意。既然是"如果没说那些话就好了"，那就说明当时的情形下是可以有其他选择的。而最终选择了"说那些话"，就证明了自己为人处世的能力尚不够成熟吧！

　　我自己也是一样的，曾经无数次后悔说了不该说的话、做了不该做的事。回顾那些令人后悔的瞬间，多数情况下我看到的是一个幼稚的、失去理智的、缺乏判断能力的自己。

　　所以，从这些事情当中学会的不应该仅是"下次不再说那样的话""下次不再做那种事"的表象，**还需要深刻反思我们到底应该成为什么样的人**。

　　虽然现在的我也仍在自我提升的道路上摸爬滚打，但和以前相比，为自己的言行举止感到后悔的情形已经越来越少了。

　　这倒不是因为我在生气的时候强忍着怒火不去发泄，而是因为我已经清楚地认识到发火不但对解决问题没有任何益处，而且还有可能导致身心状态进一步恶化，何必自讨苦吃呢？

　　对于某些人来说，也许要经过很长时间才能对此产生认同感。但无论认同与否，自律神经系统就是以这样的形式默默地调节着我们的身心状态。

第七章
seven

明确自己
的类型

——适合自己的整理方法

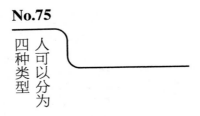

No.75

四种类型

人可以分为

针对如何调整自律神经系统、如何维持良好的身心状态，本书已经介绍了多种具体的方法。归结起来，这些方法有一个共同目的，那就是追求"压力最小化"。

要想减轻压力，通过自律神经系统来进行身心调节是肯定没有问题的。不过，压力这种东西因人而异，不同的人对压力的感知能力和承受能力是不一样的。

就此，我们暂且把人分成四类。你也可以对照一下，看自己属于哪种类型。

类型 1：完全不在乎周围人的看法，以自我为中心；

类型 2：基本不在乎周围人的看法，遇到重大事情会听取他人的意见；

类型 3：比较在乎周围人的看法，遇到重大事情时会自己做决定；

类型 4：非常在乎周围人的看法，协调能力强。

比如说，某某人缘儿比较差，长着一张永远都面无表情的脸，平时在公司见到同事也不主动打招呼……那么该人肯定是典型的类型 1。许多优秀的外科医生都是这种类型的。

类型 4 与类型 1 截然相反，他们喜欢融入周围人群并享受其中的快乐，但所有要求自己做决断的事情都会令他们感到手足无措。类型 2 和类型 3 都是介于类型 1 与类型 4 的中间类型。

好了，大家首先来分析一下自己是属于哪种类型的吧！

No.76

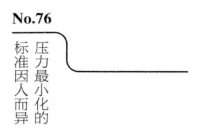

压
力
最
小
化
的
标
准
因
人
而
异

本书多次提到"压力最小化"，这与"任性地为所欲为"是完全不同的概念。

职场中经常会遇到"自由洒脱"的类型，他们直言不讳，做自己喜欢的工作，对外界的评价毫不在意……对于他们本人来说，这种工作方式可能是最舒服的。

那么，这种"自由洒脱"的工作方式对于任何人来说都是最舒服的吗？显然不是。对于类型1的人来说，这可能是一种享受，但是对于类型4的人来说，每天这样工作无异于忍受地狱般的折磨。

因此，大家一定要清楚地知道自己在什么状态下压力最小，并以此为参考来调整自己的行为习惯。

举个例子。假设某天你被一个非常过分的领导惹怒了，朋友和同事纷纷过来献计献策。

　　有人建议跟这位领导再好好聊聊，尽量把矛盾化解；有人主张直接把情况向更高一级领导反映。

　　虽然这两种都是解决问题的方式，但如果无论采取哪种都会让你感受到巨大的压力，因此选择暂时沉默可能更加合适。

　　以压力最小化为出发点，选择暂时沉默，然后通过其他方式继续舒缓压力，等自己的身心状态恢复正常以后再冷静考虑最合适的应对方案。

　　顺便提一下，我属于类型 3——比较在乎周围人的看法，遇到重大事情时会自己做决定。至于哪些事情需要参考周围人的意见，哪些事情应由自己做主，我自己也经常思考这个问题。而且对于我来说，这种思考本身也是一种享受。

No.77

只要不构成压力就可以尽情地『八面玲珑』

2013 年出版的《被讨厌的勇气》一书，曾在很长一段时间内雄踞各大销售平台榜首。

为什么一本教人如何"被讨厌"的书会如此受欢迎呢？**原来，对于多数人来说，成为一个"被喜爱"的人是一件压力山大的事情。**

然而，多数人的选择并不代表全部人的意愿。大家不要忘记，现实生活中也有些人本身就是人见人爱、八面玲珑的类型。

正如前面提到的类型 4。与其鼓足勇气做一些我行我素的事情，倒不如与周围人和睦相处来得舒心自然。也许对于他们来说，八面玲珑才是最常态的表现。

我想说的是，如果你也属于这一类型，那么完全没有必要去学如何"被讨厌"。拿出你的自信，坚持自己左右逢源的处事风格就可以了。

不然的话，类型 4 的人也盲目地追随"放弃八面玲珑""勇敢表达自我"的风潮，费尽心力去改变自己，那就真的是本末倒置了。

本书重点在于与大家分享"发挥个人实力"的方法技巧，所以对于类型 4 的人来说，找到最适合自己的调整方式才是最重要的。

一般来讲，类型 4 的人协调性强，和任何人都能聊得来。他们可以利用这一独特的优势，在团队里发挥自己的作用。

其实不仅是类型 4，所有人都是一样——首先明确自己的类型、特征、优势，然后找到最适合自己的调整方法。

不同类型人的性格优势各有差异，处事方法也不尽相同，所以我们不能盲目地效仿别人的成功模式。应该学会发现并活用自己的优势，用最适合自己的方法在最适合自己的领域大展宏图。

No.78

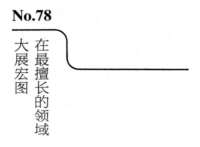

大展宏图 在最擅长的领域

我认为，要想取得人生辉煌，最重要的一点就是要在自己最擅长的领域大展宏图。

人是一种好奇心很强的动物，对很多自己感兴趣的事情都有尝试的欲望。尤其是看到某些行业精英的辉煌事迹之后，自己进入该行业的渴望与斗志更容易被激发。然而随着视野的不断拓展，自己涉猎的领域越来越多，想做的事情也越来越多，甚至可能会出现一个人在多领域谋求发展的状态。

人生本来就是一个不断失败、不断走弯路的过程，所以应该多尝试。特别是年轻人，一定不要过早地将自己的精力锁定在某一个领域。人生路上，跌倒、爬起、受伤都是必不可少的。

不过，在尝试过一些事情、积累了一定经验之后，就应该着手在自己最擅长的领域集中发力、大展宏图了。

概括起来，就是"先博后精、合理取舍"。

作为一名医生，我时常接受电视台和广播的采访，偶尔还会应邀对当前的政治、经济形势进行简单的评论。我以前的观念是，为了完成采访，自己应该涉猎一些政治、经济方面的知识。然而从某一时期开始，我彻底放弃这种想法了。因为我突然意识到，与其在这些业余的事情上花费时间和精力，不如更加专注于自己擅长的医学领域。

自此之后，我不仅工作状态更加轻松自在，工作质量也有了明显的提升。因此我坚信，所有最终能够取得辉煌成就的，一定是那些专注于自己最擅长领域的人。

No.79

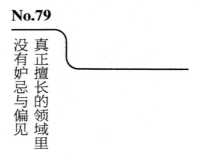

真正擅长的领域里没有妒忌与偏见

在自己擅长的领域拼搏奋斗，实质上是在进行一场自己与自己的较量。如果你的工作环境中充满了比较与被比较、胜负成败、妒忌、偏见等负面因素，那么这个领域可能并不是你真正擅长的。

仔细观察一下周围的人就会发现，那些经常在人背后说三道四、嫉妒生恨的人往往并不喜欢他们所从事的工作。

这是什么道理呢？因为真正下定决心日后要以此为生存之路的人是没有多余的时间和精力去玩嫉妒的。

人外有人，天外有天。无论自己选择哪条道路，总会有更加优秀的人走在前面。认识到这一点后，只要是走在自己真正喜欢的道路上，无论身边遇到什么类型的同行者，内心肯定不会产生嫉妒情绪，也绝对不会说出贬低对方的言辞。

相反地，你甚至可能会对他产生兴趣——为什么这个人如此厉害呢？他是怎么做到的？他此刻在想什么？**在不知不觉中，你会学习他的长处**。

于是，那些谦和虚心、不断追求进取的人会成长得特别快，最终成为真正意义上的行业精英⋯⋯

说到这里，你是否已经确定了自己真正擅长的领域？

它可以不是体育、医疗、政治这种宏观层面的广而大的概念，哪怕只是"想新奇的点子""真诚地面对客户""帮助他人"这种细节性的事情都没关系。最重要的是要在心底坚定地告诉自己："这是我最擅长的事情，我一定要在这一方面争取做到最好！"

No.80

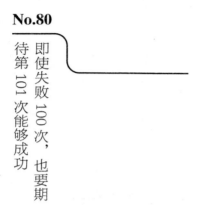

即使失败100次，也要期待第101次能够成功

本书提到了很多方法论，包括思维方式、意识调整方法等。

如果能将这些方法论都付诸实践并持之以恒，那么毫无疑问，你肯定会变得更加优秀，生活也将更加精彩。

然而其中的一个问题是，无论多么细小琐碎的事情，都不是简简单单就能形成习惯的。

无论是"工作结束后收拾一遍办公桌再回家"，还是"争取将行为自动化，将选择唯一化"，或者是"明确目的以后再去参加聚会"……这些极其琐碎而且通常会被忽略的事情，说起来简单，实践起来可没那么容易。

　　所以，即使开始阶段没能达到预期的效果，也千万不要沮丧。要知道，这既不是因为你意志力薄弱，也不是因为你执行力不够强，而是由人性的弱点造成的。

　　晚上回家后还要继续反思："今天没能做好某某事，下次一定要怎么怎么做……"回顾一天的失败，并在脑海中用成功的模式加以修复。

　　一天下来，即使评分时得了"0分"也没关系，但自我评分的习惯一定要坚持。

　　即使失败了100次，第101次仍然有可能成功。所以一定要对第101次充满信心和期待，将反省和评分的习惯坚持到底。

　　最后，希望本书介绍的各种"整理习惯"都能够为大家所用，并逐渐成为大家不可或缺的生活习惯。衷心期待大家都能调整好身心状态，稳定地、极致地发挥个人实力，开启人生的新篇章！